実践

臨床栄養学実習

－栄養食事療法と献立の展開－

第2版

編著者

長浜　幸子

西村　一弘

宮本佳世子

著　者

金胎　芳子

恩田　理恵

兼平　奈奈

片山　一男

水上　由紀

塩原　明世

武　　敏子

桑原　節子

高松　伸枝

工藤　美香

第一出版

編 著 者

長浜　幸子　　相模女子大学名誉教授

西村　一弘　　駒沢女子大学人間健康学部健康栄養学科教授

宮本佳世子　　国立研究開発法人国立精神・神経医療研究センター病院 総合内科部
　　　　　　　栄養管理室長

著　　　者（執筆順）

金胎　芳子　　元 新潟県立大学人間生活学部健康栄養学科教授

恩田　理恵　　女子栄養大学栄養学部教授

兼平　奈奈　　東海学園大学健康栄養学部管理栄養学科准教授

片山　一男　　尚絅学院大学総合人間科学系健康栄養学部門教授

水上　由紀　　相模女子大学栄養科学部健康栄養学科教授

塩原　明世　　国際学院埼玉短期大学健康栄養学科教授

武　　敏子　　つくば国際大学医療保健学部保健栄養学科教授

桑原　節子　　淑徳大学看護栄養学部栄養学科教授

高松　伸枝　　別府大学食物栄養科学部食物栄養学科教授

工藤　美香　　駒沢女子大学人間健康学部健康栄養学科准教授

はじめに

　本書の前身である『実践臨床栄養学実習』は，病院食に訪れた大きな変革の中で，いかにおいしく作るかをキーワードに編集，刊行した。それから5年が過ぎ，このたび書名は継承しつつも，臨床栄養学の食事療法における実習書として最新の栄養学，医学に一層，対応した内容を目指し，一新した。企画の中核を，新たに付けたサブタイトル「栄養食事療法と献立の展開」に表現している。

　本書は，病院食と管理栄養士・栄養士の立場，病院における栄養部門の組織と業務・制度，病院食，介護食，献立作成で構成している。

　掲載の病院食は，各疾患の治療および診療の標準的な指針とその根拠に照らし合わせて，臨床栄養食事療法のポイントを平易に解説することを心掛けた。介護食では，高齢者の特徴，食介助のあり方と工夫について図表を取り入れわかりやすく解説した。

　献立作成は，本書の特長といえるが，病院食の実際を踏まえて，一般食からの展開食，サイクルメニューの作成ができる基本的技法の紹介と演習を取り入れ，解説した。献立作成の技法は，それぞれのメニューパターンについて練習することによりイメージがつかめ，応用力が身に付くように構成している。

　執筆においては，臨床の第一線で活躍され，ご経験の豊富な先生方にお願いした。

　管理栄養士・栄養士養成施設における臨床栄養教育に役立つ実習書として，今後も時代のニーズに応じた内容の改訂を図っていく所存である。本書に対する忌憚のないご批判，ご意見ならびにご教示をいただければ幸いである。

　最後に，ご多忙な中，執筆にご協力くださった先生方ならびに第一出版編集部各位に，厚く御礼を申し上げる次第である。

平成27年12月

編者一同

改訂の序

　2016年1月の初版発行以来，4年が経過した。管理栄養士・栄養士養成施設における臨床栄養教育に関わる先生方，実習書として初めての学生にもわかりやすい教科書としてご愛読いただき，ここに版を重ねることができ喜んでいる。

　病院で働く管理栄養士・栄養士は，常に患者に寄り添い患者中心の治療食が提供できる能力を身につけ，患者の栄養食事療法による治療効果に繋げられるよう，給食部門で「One Team」として力を合わせ，高い専門性をもって日々の業務を遂行し活動していく必要がある。

　本書は，病院食を成分系・分粥系・その他に分けて構成している。実習に特化させ，各食の特徴は簡潔に，献立作成とその展開については手順に沿って丁寧に詳しく解説した。献立展開例において，特に常食・全粥食から特別食への展開は，初めての学生にもわかりやすいシンプルな組み立てにより紹介した。近年，糖尿病性腎症患者の増加に伴って食数が増えている「エネルギー・たんぱく質コントロール食（EP食）」も取り上げ，医療現場に即した内容に努めた。

　このたびの改訂に当たっては，各種の統計データや診断基準，診療ガイドラインや治療ガイドの改訂など，最新情報を反映し見直しを行った。「日本人の食事摂取基準」に関する記述ついては，厚生労働省より公表された『日本人の食事摂取基準（2020年版）「日本人の食事摂取基準」策定検討会報告書』に基づき，修正した。

　今後も本書が管理栄養士・栄養士養成施設における臨床栄養教育に必要な改訂を行いながら，より充実した実践臨床栄養学実習の教科書となるよう努めていく所存である。

令和2年2月

編者一同

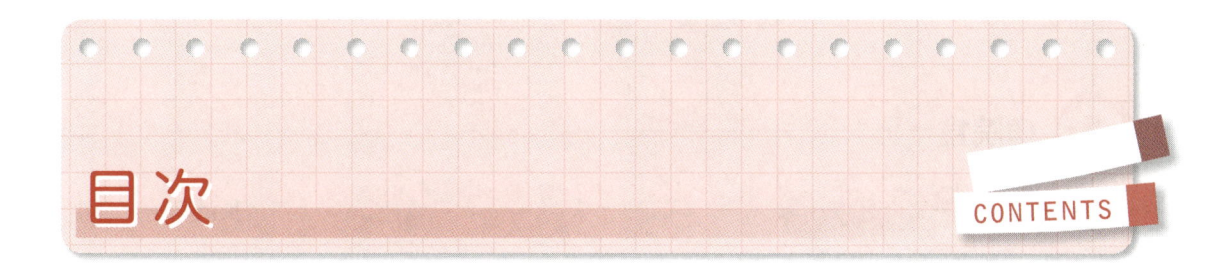

目次

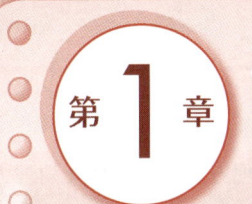

第1章 病院食と管理栄養士・栄養士の立場

1 食事の大切さ

疾病治療のために入院している患者にとって，栄養補給はきわめて重要である。静脈や経管による栄養補給方法は，患者の病状や摂食機能により，経口摂取が不十分な場合に適応となるが，栄養補給の中心は経口摂取である。おいしい食事や慣れ親しんだ食事は，患者の満足感につながり，笑顔を生み出し，病状や認知度にも影響を与える。したがって，安易に栄養剤を使用して栄養素等の量のみを充足させるだけの介入は避けるべきである。

2 病院管理栄養士・栄養士のあり方

1 病院管理栄養士・栄養士の役割と心構え

近年では，医療施設の機能分化が進み，各医療施設の役割が変化し，同時に病院管理栄養士・栄養士の役割も変化してきた。

・急性期医療施設

疾病治療・早期回復を最優先とし，在院日数の減少に主眼が置かれている。

- 使用可能な医療資源として，急性期病院ならではの必要な栄養剤等を準備し，チーム医療の一員として積極的に介入して早期回復に貢献する。

・亜急性期医療施設・回復期リハビリテーション施設

疾病治療とともに在宅復帰を視野に入れた治療と訓練が行われている。

- 脳血管疾患後遺症やサルコペニア等による，咀嚼・嚥下機能に対応した食事形態等の工夫や，在宅復帰に向けたリハビリに必要な量と質に配慮した栄養介入を行い，在宅復帰に貢献する。

・慢性期医療施設

過剰な医療行為を避けて，終末期までを見据えた施設内の医療と在宅医療をシームレスにつなぐことに主眼を置いた医療が行われている。

- 患者・患者家族の意向を尊重した栄養介入を基本とし，施設内での栄養介入と在宅での栄養介入がシームレスに連動して，終末期まで，可能な限り経口摂取を実現し，人間の尊厳を守れるように貢献する。

※病院管理栄養士・栄養士は，患者の栄養状態の維持・向上，栄養治療による病状の回復と安定を担うが，病院の機能により，置くべき主眼点に違いがあることを認識する。

2 現場のニーズ，現場のあり方

患者が管理栄養士・栄養士に望むことは…

- 自分の病気や現在の病状に適切な栄養素と不適切な栄養素，適切な調理方法と不適切な調理方法などの情報提供
- 今，自分が食べている食事の栄養素と栄養素等量が適正であるか否か
- おいしい治療食の調理のコツや工夫

医師やメディカルスタッフが管理栄養士・栄養士に望むことは…

- 栄養素に関する基礎知識のコンサルテーション
- 患者の摂取栄養素等量の情報提供
- 栄養状態に影響する患者の病態や行動の評価

3 これからの病院管理栄養士・栄養士に求められること

　日本の医療体制は，従来型の医師がすべての医療行為を行い，メディカルスタッフである多職種（管理栄養士・栄養士，看護師，薬剤師，臨床検査技師，診療放射線技師，理学療法士，作業療法士，言語聴覚士等）は，その補助を担うだけといった体制から，医師を含めた多職種協働によるチーム医療に移行してきた。

　さらに，厚生労働省が推進する超高齢社会の中で展開される医療は，地域包括ケアの構築である。管理栄養士・栄養士にも，急性期医療から在宅医療まで幅広い医療体制の中で，それぞれが所属する機関が担う役割に即した栄養介入のスキルが求められている。また，組織の中においても，さまざまな専門性が求められているので，病院管理栄養士・栄養士が目指す方向性を公益社団法人日本栄養士会医療事業部と厚生労働省健康局栄養指導室が協働で概念図（図1-1）を作成した。

図1-1 病院管理栄養士・栄養士ビジョン─概念図

入 院

③給食管理業務総括1名[3]
監査書類等の管理が主業務
・給食業務を委託している場合は部門長が兼務可
・受託業者との窓口
・行政等との窓口

全ての病院共通

①部門長1名の配置[1]
統括が主業務
・修士または博士課程修了者（経過措置あり）

②50床（一病棟）に管理栄養士1名の配置[2]
入院時栄養管理が主業務
・栄養食事指導（特別治療食対象患者は必須）
・各診療科でのチーム医療の一員（コンサルテーションを含む）
・転院へ向けた栄養管理支援（栄養教育を含む）
・在宅へ向けた栄養管理支援（栄養教育を含む）

⑤教育担当者1名の配置[5]
栄養士の教育企画が主業務
・養成施設の学生
・インターン制度導入（基本は新卒）
※研修・実習費は全国統一　教育担当者給与に見合う設定

院内での地域・在宅担当

⑥栄養ケアステーションの設置[6]
栄養管理調整が主業務
・担当栄養士1名の配置
・地域包括支援センターや在宅の窓口
・病院栄養士の派遣等の調整
・転院に向けたサマリーの発行

外 来

④栄養指導担当者の配置[4]
栄養指導が主業務
・栄養指導業務（200件/月）に1名の配置
・地域の診療所の患者を受け入れる

⑦地域・在宅医療（管理栄養士へ）[7]

[1] 統括業務を行う部門長
[2] 入院患者の栄養管理を主業務とする病棟担当者
[3] 献立や監査用帳票類の作成管理を主業務とする給食管理業務担当者
[4] 外来での個別・集団栄養食事指導を主業務とする栄養食事指導担当者
[5] 部門内外の管理栄養士・栄養士および学生の教育を主業務とする教育担当者
[6] 施設内と在宅における栄養ケアを，シームレスにつなぐことを主業務とする病院型栄養ケアステーション担当者
[7] 在宅NSTのコーディネートを主業務とする在宅訪問栄養食事指導・管理栄養士による居宅療養管理指導担当者
資料）（公社）日本栄養士会医療事業部

参考文献
・（公社）日本栄養士会医療事業部

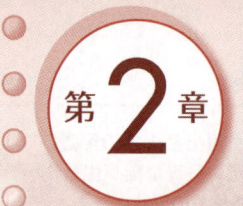

第2章 病院における栄養部門の組織と業務・制度

1 栄養部門の組織

　栄養部門（栄養管理・給食部門）では，業務（栄養管理・給食）を円滑に行うためにその機能が十分発揮されるような組織でなくてはならない。病院の組織は，一般に図2-1の例のような組織で行われている。

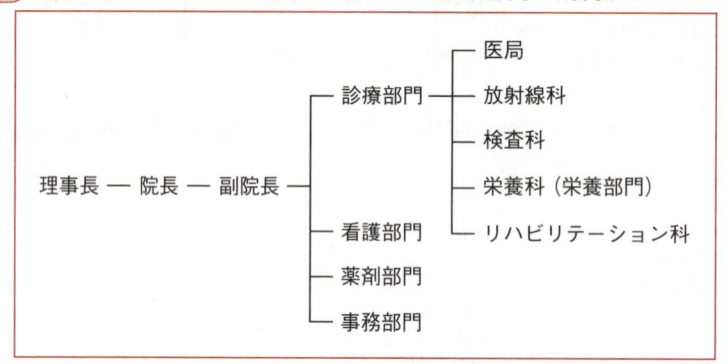

図2-1 病院の組織の例（栄養部門は現在では診療部門に所属するケースが多い）

理事長 ― 院長 ― 副院長
- 診療部門
  - 医局
  - 放射線科
  - 検査科
  - 栄養科（栄養部門）
  - リハビリテーション科
- 看護部門
- 薬剤部門
- 事務部門

病院の組織とチーム医療

1 チーム医療とは

- チーム医療は，NST（nutrition support team，栄養サポートチーム）を代表とする専門チーム型の多職種連携と，日常的な業務を協働する病棟チーム型に分類される。
- 専門チームは，感染症対策・褥瘡対策・リスクマネジメントなどをそれぞれの目的に精通した医師，看護師，管理栄養士・栄養士，薬剤師，臨床検査技師，理学療法士，作業療法士，言語聴覚士，歯科衛生士，メディカルソーシャルワーカー（MSW）などのメディカルスタッフにより構成され，実施される。
- 病棟チームは，日常業務の必要に応じた多職種で構成される。

2 病院における栄養部門の位置付け

- 現在，多くの病院において栄養部門は，組織内では診療部門もしくは院長直轄に位置付けられているが，一部の病院では，事務部門に属していることもある。
- 入院時食事療養制度では，診療部門もしくは院長直轄と位置付けられており，部門

長は管理栄養士が望ましいとされている。また，組織内の業務分担が明確化され，他部門との円滑な連携を十分に図ることが求められている。

❸ 栄養部門の特徴 ··

- 栄養部門の業務は多岐にわたっている（詳細は2節に記述）。
- 組織内は複数の技術職（管理栄養士・栄養士，調理師，調理補助，委託会社職員など）の集まりになっている。

2 栄養部門の業務

1 病院食における栄養部門の業務

　病院食における管理栄養士・栄養士の業務については，厚生省衛生局長・医務局長通達（昭和26年6月15日）に示されている。平成17年10月に介護報酬において栄養ケア・マネジメントの加算が制度化され，平成18年4月より診療報酬においても栄養管理実施加算が実施された。平成24年には，9割以上の病院で栄養管理実施加算の算定が行われていたことから，入院基本料に包括化され全ての入院患者に対し医師，看護師，管理栄養士により，栄養管理の必要性の有無を判定して，入院診療計画書に記載することになった。なお，有床診療所では管理栄養士の配置が進んでおらず，栄養管理の実施が困難になっている，平成26年4月より有床診療所での栄養管理は実施加算に戻った。

- 栄養部門の企画・運営・管理は，管理栄養士が行うことが望ましい。
- 栄養部門の管理業務は，給食従事者や帳票類の管理と，患者に提供される食事の管理がある。
- 管理栄養士・栄養士は常に患者のもとで病状や摂食状況を把握して，献立の修正や新しい献立の開発を行い，喫食率を100％に近付ける努力が必要である。
- 管理栄養士・栄養士は，医師，看護師，薬剤師等と連携を密にして患者の早期治療に貢献する。
- 管理栄養士・栄養士は，患者に食事療法の必要性を理解させ，入院中の食事を残さないことの重要性や，退院後の食事の見本となる献立を提供しなければならない。

❶ 栄養管理（栄養ケア・マネジメント） ····················

- 栄養管理は，病院食（栄養管理された食事）の根本的な業務である。
- 一定の条件（予算，施設設備，給食従事者のスキルや人数など）の中で，必要な栄養素等量を補給し，患者に満足してもらえる，おいしい食事を提供するための献立を作成する。
- 栄養補給の方法や量は，患者の病状や栄養状態，食事摂取量を評価して決める。それには，評価方法を習得しておく必要がある。
- 臨床における栄養管理は，栄養ケアが必要な患者の栄養スクリーニングから，効果判定までの一連の過程を繰り返すことで，疾患の治療と予防を図るために個別に実施される。
- 栄養ケアの短期〜長期のゴールを目指した栄養ケア・マネジメントの手順を理解し，

アセスメントやプランニングの技能を身に付けておく必要がある。

2 栄養管理, 給食（食事管理業務, 調理業務）

- 入院患者が最も楽しみにしているのが毎日の食事であり, 栄養素の規定がある治療食であっても, 彩りやおいしさを追求した食事の提供が求められている。
- 指示栄養量に則した献立への展開が容易にできる技術が必要である。
- 食材の発注や購入には, 経営理論を身に付ける必要がある。
- 衛生的で安全な食事の提供が必要である。

3 栄養食事指導（栄養教育）

- 患者の病態や病状・身体状況, 食習慣や経済状況などの評価が必要である。
- 患者が疑問に思っている栄養と食事の問題を解決するための, 知識と技術の習得が必要である。
- 患者に適した献立や料理の指導ができる知識と技術が必要である。

2 栄養部門の業務の流れ

目的に則した病院食を円滑かつ効果的に遂行するために, 栄養部門における業務の流れは, 一般に図2-2のようになっている。

3 栄養部門の業務に必要な帳票類

1 帳票管理のポイント

- 病院食の管理・運営上に必要な帳票類は多数あるが, 各医療機関の運用に則した様式を用いて実施することが望ましい。
- 病院食における事務作業は, できるだけ能率よく簡素化し, しかも食事療養の実態が明確化されていることが大切である。現在ではコンピュータを活用することが多い。

2 入院時食事療養に必要な帳票類

入院時食事療養の運営に必要な帳票類には次のようなものがある。帳票の名称や様式が異なっていても, 内容が同様であれば差し支えない。

- 患者年齢構成表
- 加重平均栄養基準表
- 食品構成表
- 病院給食常食食品量表
- 患者食管理表
- 食数表（日報・月報）
- 食事箋
- 約束食事箋
- 献立表（一般食・特別食）
- 栄養出納表
- 患者入退院名簿
- 食品使用日計表
- 食品発注表
- 給食日誌
- 従事者健康管理票及び関係業者健康管理票
- 従事者勤務表
- 検食簿

図2-2 栄養部門の業務の流れ（例）

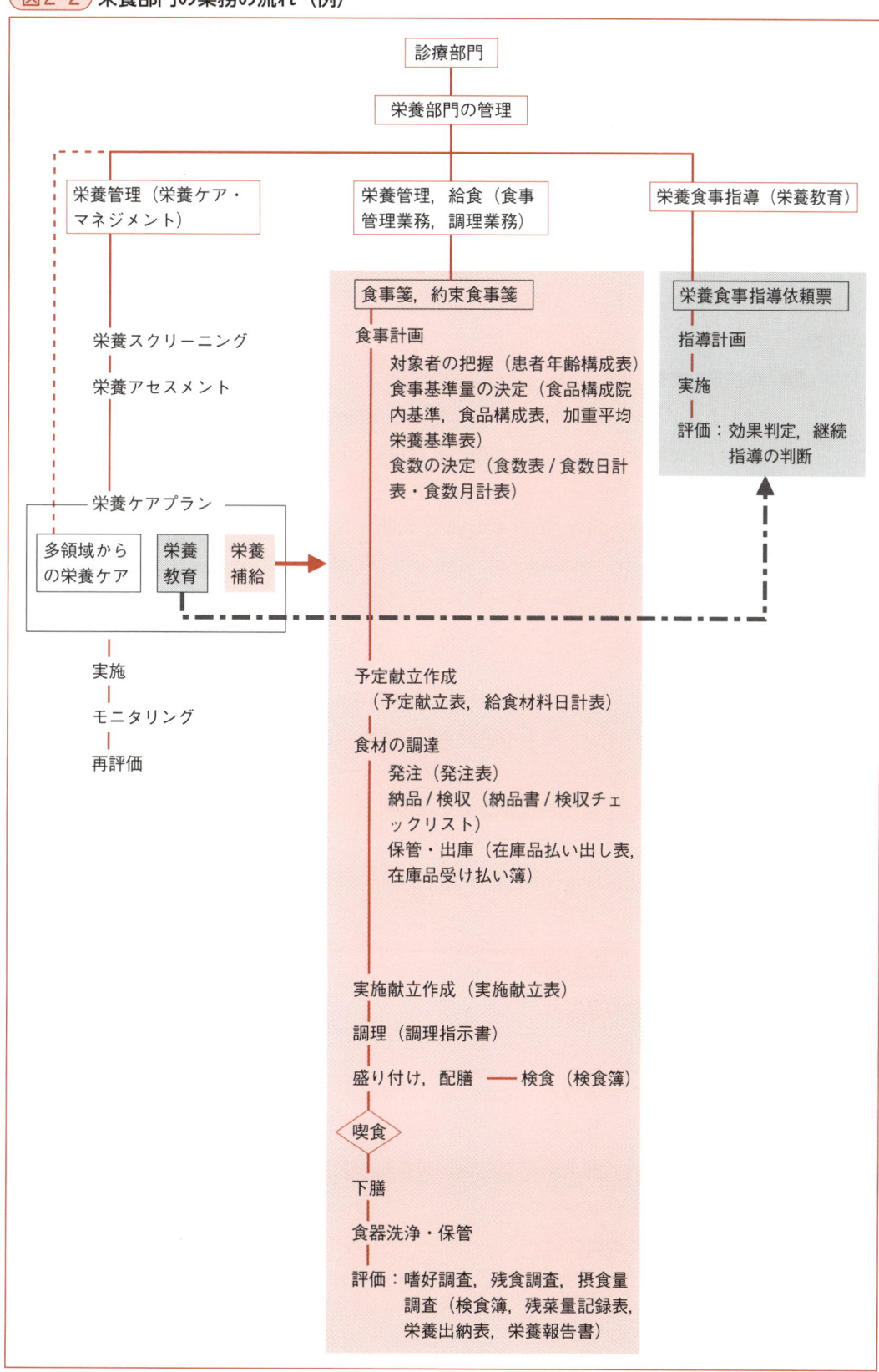

3　入院時食事療養制度

1　病院食とは

入院時食事療養における病院食は，一般食と特別食の2つに分類される。入院患者に提供される食事は，すべてが治療の一環として提供されているので，一般治療食と特別治療食といわれることもある。

1　病院食の特徴と条件

病院において提供される食事は，病人を対象とする集団に対する集団給食ととらえられている。しかし，近年の病院食では，患者の病態や症状にそれぞれ対応した，栄養素配分の食事提供を行う施設が多くなっている。さらに，入院患者の高齢化が進み，咀嚼や嚥下機能の低下にも対応した食事形態の工夫も行われている。

1　病院食の特徴

さまざまな栄養素のコントロールが必要なため，献立作成から発注・検品，調理・盛り付けまで複雑になる。そこで献立に使用する素材や味付けは単調になりやすい。

2　病院食の条件

入院時食事療養制度では，病院食について「食事は医療の一環として提供されるべきものであり，それぞれの患者の病状に応じて必要とする栄養素が与えられ，食事の質の向上と患者サービスの改善をめざして行われるべきものである」と記されている。

2　病院食の意義と目的

入院患者に提供される食事には，次にあげる意義と目的がある。

- 食事の提供により，患者の栄養状態を維持・向上し，疾病の治療に直接的または間接的に寄与する。
- 食事の提供は，医療の根幹を成すべきものであり，適切な食事の提供により病状の早期改善やコントロールに寄与する。
- おいしい食事の提供は，入院というネガティブな心理状態に潤いを与える。

2　入院時食事療養制度とは

1　入院時食事療養制度の目的

1　目　的

- ①患者の嗜好を考慮し，病状に応じた栄養量を提供する，②食事の質の向上を図る，③患者サービスの向上を図る，などである。
- ①〜③により，患者の早期回復が図られ，入院中の食生活の知識を介して退院後の食生活の改善が可能になる。

2　目的達成のための具体例

- 患者の嗜好を取り入れるために，摂食状況調査を行い，カルテから基本情報を確認する。
- 食事の質の向上のため，残菜調査，嗜好調査，検食簿の検討を行い，献立作成に反

映させる。

- 患者サービスの向上については，旬の食材や地方の食文化を利用して行事食などを定期的に行い，行事食カードなども配布し，特別メニューも実施する。

② 入院時食事療養（Ⅰ）を算定する食事療養の基準

- 入院時食事療養制度には，届け出の内容により，入院時食事療養（Ⅰ）と（Ⅱ）があり，医療機関に支払われる金額が異なる。全国のほとんどの医療機関で入院時食事療養（Ⅰ）が実施されているが，有床診療所では（Ⅱ）を算定している施設が多い。
- 入院時食事療養（Ⅰ）を算定するには，常勤の管理栄養士の配置が必要であり，患者の年齢・病状によって，適切な栄養量及び内容の食事療養が，適時・適温にて実施されていることが基準になっている。

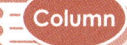

Column

栄養サポートチーム加算（ＮＳＴ加算）

- 7対1もしくは10対1看護基準を満たしている病棟において週に1回200点算定。
- 平成24年の診療報酬改定において，13対1もしくは15対1看護基準や療養病棟においても算定可能になったが，2カ月目以降は月に1回算定，療養病棟では入院日から起算して6カ月以内算定可能。ただし，入院栄養食事指導料，集団栄養食事指導料，乳幼児育児栄養指導料は別に算定できない。
- 厚生労働省が定める規程の研修を修了した専任の医師，管理栄養士，看護師，薬剤師の中で専従者1名を置き，毎週1回以上の回診とカンファレンスを行い，栄養不良状態（摂取栄養量の不足や血清アルブミン値の低下等により医師が低栄養と診断した場合）の患者を対象に算定。
- 1日の算定人数は30人以内，概ね15人程度が望ましい。
- 別に厚生労働大臣が定める地域（島しょなど）で施設基準に適合しているものと地方厚生局長等に届け出たものについては，栄養サポートチーム加算（特定地域）として100点を加算することができる。
- 歯科医師が必要な診療を保険医等と共同して行った場合は，歯科医師連携加算として50点を加算する。

付．令和2（2020）年診療報酬の改定（項目のみ）
- 栄養サポートチーム：加算対象として結核病棟，精神病棟を追加。
- 外来栄養食事指導：2回目以降，対面で行った場合と情報通信機器を使用した場合を区分。
- 多職種チームによる摂食嚥下リハビリテーション：経口摂取回復促進加算を摂食嚥下支援加算に改定し，管理栄養士等が共同した場合に加算。
- 個別栄養食事管理：加算対象として緩和ケアを要する患者を追加。
- 外来でのがん化学療法：療養のために必要な栄養指導の実施に，管理栄養士と連携を図る条件を追加。
- 特定集中治療室での栄養管理：早期（48時間以内）栄養介入管理加算を新設。
- 回復期リハビリテーション病棟入院料：効果実績指数の増加。
- 在宅患者訪問褥瘡管理指導料：初回カンファレンスの実施・在宅褥瘡診療計画の策定とともに，雇用形態を問わない管理栄養士の褥瘡対策チーム参画を評価。
- 入院時支援加算：入院前の支援の状況に応じた加算に見直し。
- 栄養情報の提供：入院中の栄養管理等情報を在宅担当医療機関等に提供した場合の加算を新設。
- 栄養食事指導：診療所が他の医療機関または栄養ケア・ステーションと連携した場合を評価。

（西村一弘）

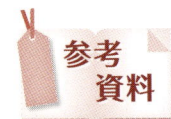

「大量調理施設衛生管理マニュアル」における標準作業書

最終改正：平成29年6月16日

1 手洗いマニュアル

① 水で手をぬらし石けんをつける。

② 指，腕を洗う。特に，指の間，指先をよく洗う（30秒程度）。

③ 石けんをよく洗い流す（20秒程度）。

④ 使い捨てペーパータオル等でふく（タオル等の共用はしないこと）。

⑤ 消毒用のアルコールをかけて手指によくすりこむ。

（「大量調理施設衛生管理マニュアル」本文のⅡ重要管理事項3.二次汚染の防止（1）（省略）で定める場合には，①～③までの手順を2回実施する。）

2 器具等の洗浄・殺菌マニュアル

（1）調理機械

① 機械本体・部品を分解する。なお，分解した部品は床にじか置きしないようにする。

② 食品製造用水（40℃程度の微温水が望ましい）で3回水洗いする。

③ スポンジタワシに中性洗剤又は弱アルカリ性洗剤をつけてよく洗浄する。

④ 食品製造用水（40℃程度の微温水が望ましい）でよく洗剤を洗い流す。

⑤ 部品は80℃で5分間以上の加熱又はこれと同等の効果を有する方法[注1]で殺菌を行う。

⑥ よく乾燥させる。

⑦ 機械本体・部品を組み立てる。

⑧ 作業開始前に70%アルコール噴霧又はこれと同等の効果を有する方法で殺菌を行う。

（2）調理台

① 調理台周辺の片づけを行う。

② 食品製造用水（40℃程度の微温水が望ましい）で3回水洗いする。

③ スポンジタワシに中性洗剤又は弱アルカリ性洗剤をつけてよく洗浄する。

④ 食品製造用水（40℃程度の微温水が望ましい）でよく洗剤を洗い流す。

⑤ よく乾燥させる。

⑥ 70%アルコール噴霧又はこれと同等の効果を有する方法[注1]で殺菌を行う。

⑦ 作業開始前に⑥と同様の方法で殺菌を行う。

（3）まな板，包丁，へら等

① 食品製造用水（40℃程度の微温水が望ましい）で3回水洗いする。

② スポンジタワシに中性洗剤又は弱アルカリ性洗剤をつけてよく洗浄する。

③ 食品製造用水（40℃程度の微温水が望ましい）でよく洗剤を洗い流す。

④ 80℃で5分間以上の加熱又はこれと同等の効果を有する方法[注2]で殺菌を行う。

⑤ よく乾燥させる。

⑥ 清潔な保管庫にて保管する。

（4）ふきん，タオル等

① 食品製造用水（40℃程度の微温水が望ましい）で3回水洗いする。

② 中性洗剤又は弱アルカリ性洗剤をつけてよく洗浄する。

③ 食品製造用水（40℃程度の微温水が望ましい）でよく洗剤を洗い流す。

④ 100℃で5分間以上煮沸殺菌を行う。

⑤ 清潔な場所で乾燥，保管する。

注1：塩素系消毒剤（次亜塩素酸ナトリウム，亜塩素酸水，次亜塩素酸水等）やエタノール系消毒剤には，ノロウイルスに対する不活化効果を期待できるものがある。使用する場合，濃度・方法等，製品の指示を守って使用すること。浸漬により使用することが望ましいが，浸漬が困難な場合にあっては，不織布等に十分浸み込ませて清拭すること。」
（参考文献）「平成27年度ノロウイルスの不活化条件に関する調査報告書」
（http://www.mhlw.go.jp/file/06-Seisakujouhou-11130500-Shokuhinanzenbu/0000125854.pdf）
注2：大型のまな板やざる等，十分な洗浄が困難な器具については，亜塩素酸水又は次亜塩素酸ナトリウム等の塩素系消毒剤に浸漬するなどして消毒を行うこと。

3 原材料等の保管管理マニュアル

（1）　野菜・果物[注3]

①衛生害虫，異物混入，腐敗・異臭等がないか点検する。異常品は返品又は使用禁止とする。

②各材料ごとに，50g程度ずつ清潔な容器（ビニール袋等）に密封して入れ，－20℃以下で2週間以上保存する（検食用）。

③専用の清潔な容器に入れ替えるなどして，10℃前後で保存する（冷凍野菜は－15℃以下）。

④流水で3回以上水洗いする。

⑤中性洗剤で洗う。

⑥流水で十分すすぎ洗いする。

⑦必要に応じて，次亜塩素酸ナトリウム等[注4]で殺菌[注5]した後，流水で十分すすぎ洗いする。

⑧水切りする。

⑨専用のまな板，包丁でカットする。

⑩清潔な容器に入れる。

⑪清潔なシートで覆い（容器がふた付きの場合を除く），調理まで30分以上を要する場合には，10℃以下で冷蔵保存する。

注3：表面の汚れが除去され，分割・細切されずに皮付きで提供されるみかん等の果物にあっては，③から⑧までを省略して差し支えない。
注4：次亜塩素酸ナトリウム溶液（200mg/Lで5分間又は100mg/Lで10分間）又はこれと同等の効果を有する亜塩素酸水（きのこ類を除く），亜塩素酸ナトリウム溶液（生食用野菜に限る），過酢酸製剤，次亜塩素酸水並びに食品添加物として使用できる有機酸溶液。これらを使用する場合，食品衛生法で規定する「食品，添加物等の規格基準」を遵守すること。
注5：高齢者，若齢者及び抵抗力の弱い者を対象とした食事を提供する施設で，加熱せずに供する場合（表皮を除去する場合を除く）には，殺菌を行うこと。

（2）　魚介類，食肉類

①衛生害虫，異物混入，腐敗・異臭等がないか点検する。異常品は返品又は使用禁止とする。

②各材料ごとに，50g程度ずつ清潔な容器（ビニール袋等）に密封して入れ，－20℃以下で2週間以上保存する（検食用）。

③専用の清潔な容器に入れ替えるなどして，食肉類については10℃以下，魚介類については5℃以下で保存する（冷凍で保存するものは－15℃以下）。

④必要に応じて，次亜塩素酸ナトリウム等[注6]で殺菌した後，流水で十分すすぎ洗いする。

⑤専用のまな板，包丁でカットする。

⑥速やかに調理へ移行させる。

注6：次亜塩素酸ナトリウム溶液（200mg/Lで5分間又は100mg/Lで10分間）又はこれと同等の効果を有する亜塩素酸水，亜塩素酸ナトリウム溶液（魚介類を除く），過酢酸製剤（魚介類を除く），次亜塩素酸水，次亜臭素酸水（魚介類を除く）並びに食品添加物として使用できる有機酸溶液。これらを使用する場合，食品衛生法で規定する「食品，添加物等の規格基準」を遵守すること。

4 加熱調理食品の中心温度及び加熱時間の記録マニュアル

（1）　揚げ物

①油温が設定した温度以上になったことを確認する。

②調理を開始した時間を記録する。

③調理の途中で適当な時間を見はからって食品の中心温度を校正された温度計で3点以上測定し，全ての点において75℃以上に達していた場合には，それぞれの中心温度を記録するとともに，その時点からさ

らに1分以上加熱を続ける（二枚貝等ノロウイルス汚染のおそれのある食品の場合は85～90℃で90秒間以上）。

④最終的な加熱処理時間を記録する。

⑤なお，複数回同一の作業を繰り返す場合には，油温が設定した温度以上であることを確認・記録し，①～④で設定した条件に基づき，加熱処理を行う。油温が設定した温度以上に達していない場合には，油温を上昇させるため必要な措置を講ずる。

（2）　**焼き物及び蒸し物**

①調理を開始した時間を記録する。

②調理の途中で適当な時間を見はからって食品の中心温度を校正された温度計で3点以上測定し，全ての点において75℃以上に達していた場合には，それぞれの中心温度を記録するとともに，その時点からさらに1分以上加熱を続ける（二枚貝等ノロウイルス汚染のおそれのある食品の場合は85～90℃で90秒間以上）。

③最終的な加熱処理時間を記録する。

④なお，複数回同一の作業を繰り返す場合には，①～③で設定した条件に基づき，加熱処理を行う。この場合，中心温度の測定は，最も熱が通りにくいと考えられる場所の一点のみでもよい。

（3）　**煮物及び炒め物**

調理の順序は食肉類の加熱を優先すること。食肉類，魚介類，野菜類の冷凍品を使用する場合には，十分解凍してから調理を行うこと。

①調理の途中で適当な時間を見はからって，最も熱が通りにくい具材を選び，食品の中心温度を校正された温度計で3点以上（煮物の場合は1点以上）測定し，全ての点において75℃以上に達していた場合には，それぞれの中心温度を記録するとともに，その時点からさらに1分以上加熱を続ける（二枚貝等ノロウイルス汚染のおそれのある食品の場合は85～90℃で90秒間以上）。

なお，中心温度を測定できるような具材がない場合には，調理釜の中心付近の温度を3点以上（煮物の場合は1点以上）測定する。

②複数回同一の作業を繰り返す場合にも，同様に点検・記録を行う。

第3章 病院食

　病院食は，一般食と特別食の2つに大別され，さらに図3-1のように分類される（付属の疾患名は代表例）。病院において入院患者に提供される食事は，治療の一環として位置付けられている。

図3-1 病院食の分類及び栄養補給法（例）

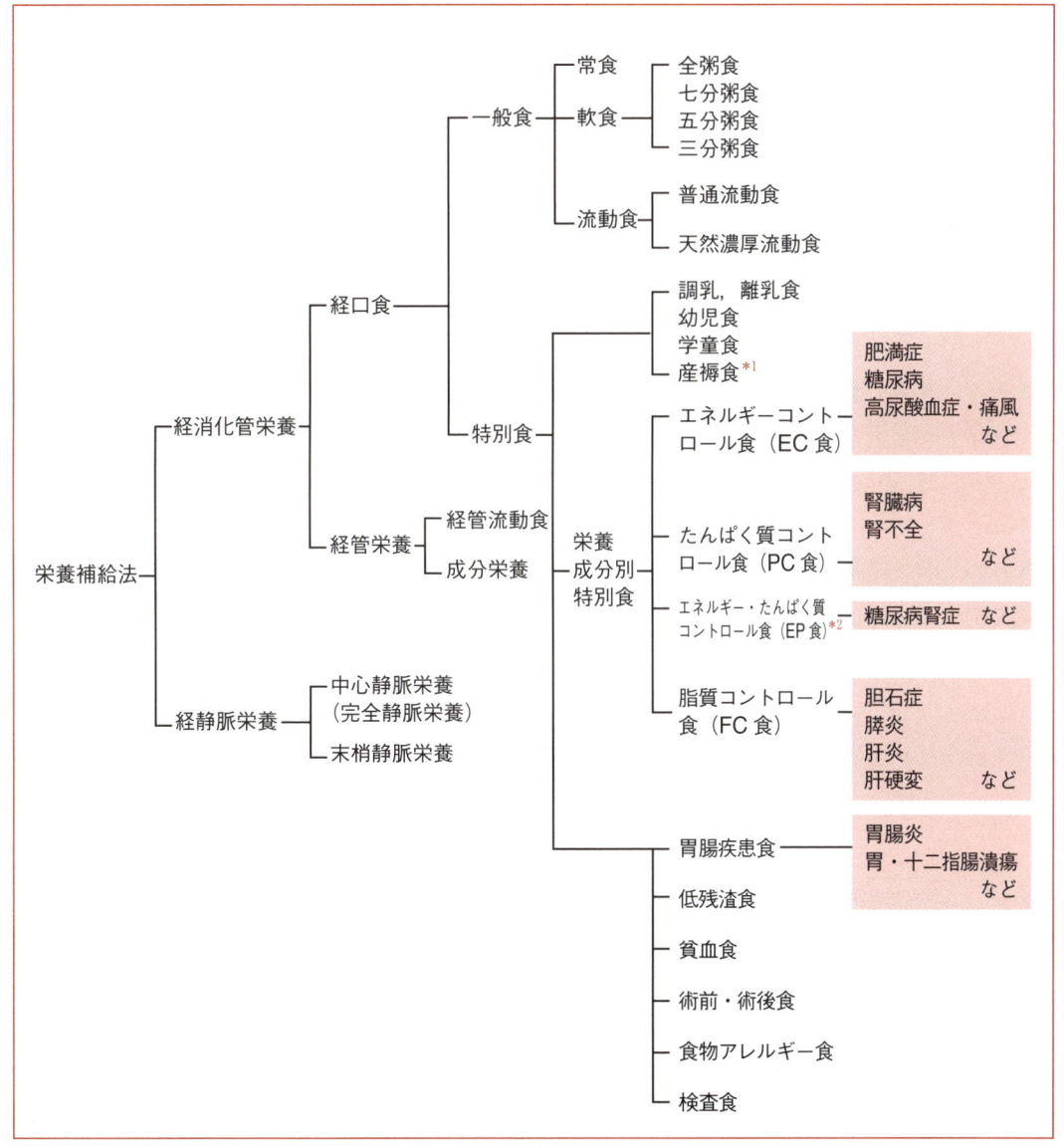

*1　産後に必要なエネルギー・栄養薬・量を適切に提供する食事
*2　近年，糖尿病腎症患者の増加により，エネルギーとたんぱく質双方のコントロール食が必要となり，EP食という食種を作成し用いているところが多い（p.27参照）。

1 一般食

　一般食は，栄養素の制限あるいは強化は行わないが，患者に適したバランスのとれた栄養補給をすることにより，身体のもつ自然治癒力を補強し，疾病の治療効果を高めようとするものである。また，疾病による身体の諸機能の低下に伴う消化・吸収障害，あるいは食欲不振などの場合に用いる食事である。

　一般食は食事の形態により，常食，軟食，流動食に分類される。外傷，口腔・咽頭・食道の障害がある患者のほか，高齢化による咀嚼困難者や嚥下困難者が年々増加しており，食形態としてミキサー食（ブレンダー食），とろみ食，ソフト食，ゼリー食，刻み食の必要性が高まっている。食事の提供に際しては，病状，身体機能など，個々の患者の特性について十分に考慮する必要がある。

1 一般食の給与目標量

　入院患者の給与目標量（食事摂取基準）は，「本来，性別，年齢，体位，身体活動レベル，病状などによって，個々に適正量が算定されるべきものである。したがって，一般食を提供している患者の給与目標量についても，患者個々に算定された医師の食事箋による給与目標量を用いることが望ましい」とされている。患者個々の条件（性別，年齢，身長，体重，病態，嗜好など）に合った食事とするためには，栄養成分別管理とすることで，その対応が可能になる。

　しかし，疾患・病態別栄養管理の場合には，「日本人の食事摂取基準（2020年版）」の推定エネルギー必要量及び栄養素（たんぱく質，脂質，炭水化物，ビタミンA，ビタミンB_1，ビタミンB_2，ビタミンC，カルシウム，鉄，ナトリウム（食塩）及び食物繊維）の数値を適切に用いる。なお，この場合も患者の体位，病状，身体活動レベルなどを考慮する。また，推定エネルギー必要量は，治療方針に沿って身体活動レベル，体重の増減などを考慮して適宜増減することが望ましい。

1 給与目標量の算出

1 推定エネルギー必要量（EER）の算出 ……………………………………………

- 一般食患者の推定エネルギー必要量は，原則として基礎代謝量に対象者の身体活動レベルを考慮して，次のように算出する。小児は成長に必要な組織増加分に相当するエネルギー（エネルギー蓄積量）を加算し，妊婦では総エネルギー消費量に加えて，胎児の成長に伴う組織増加分に相当するエネルギーを考慮し，授乳婦では総エネルギー消費量に加えて，母乳のエネルギーや体重減少に相当するエネルギーを考慮して付加量を加算する。
- 一般食患者の基礎代謝量，推定エネルギー必要量を表3-1，3-2に示す。

〈成人（18歳以上）の場合〉

推定エネルギー必要量（kcal/日）＝基礎代謝量（kcal/日）[*1]×身体活動レベル[*2]

〈小児（1～17歳）の場合〉

推定エネルギー必要量（kcal/日）＝基礎代謝量（kcal/日）[*1]×身体活動レベル[*2]

＋エネルギー蓄積量（kcal/日）

〈妊婦・授乳婦の場合〉

妊婦：妊娠前の推定エネルギー必要量（kcal/日）

＋妊婦のエネルギー付加量（kcal/日）

授乳婦：妊娠前の推定エネルギー必要量（kcal/日）

＋授乳婦のエネルギー付加量（kcal/日）

[*1] 基礎代謝量：基礎代謝基準値×参照体重　　参照体重はBMI：22で算出する。
[*2] 入院患者の身体活動レベル：ベッド上安静を「1.2」，ベッド外活動を「1.3」，リハビリを行っている場合を「1.4」とする。

表3-1　基礎代謝量（成人及び高齢者）

性　別	男　性			女　性		
年　齢（歳）	基礎代謝基準値（kcal/kg体重/日）	参照体重（kg）	基礎代謝量（kcal/日）	基礎代謝基準値（kcal/kg体重/日）	参照体重（kg）	基礎代謝量（kcal/日）
18～29	23.7	64.5	1,530	22.1	50.3	1,110
30～49	22.5	68.1	1,530	21.9	53.0	1,160
50～64	21.8	68.0	1,480	20.7	53.8	1,110
65～74	21.6	65.0	1,400	20.7	52.1	1,080
75以上	21.6	59.6	1,280	20.7	48.8	1,010

表3-2　身体活動レベル1.3を用いた推定エネルギー必要量（成人及び高齢者）

性　別	男　性		女　性	
年　齢（歳）	推定エネルギー必要量（kcal/日）		推定エネルギー必要量（kcal/日）	
	基礎代謝量×1.3[*]	暫定的丸め値	基礎代謝量×1.3[*]	暫定的丸め値
18～29	1,989	2,000	1,443	1,400
30～49	1,989	2,000	1,508	1,500
50～64	1,924	1,900	1,443	1,400
65～74	1,820	1,800	1,404	1,400
75以上	1,664	1,700	1,313	1,300

[*] 身体活動レベルは，入院患者の1.2～1.4の平均値1.3（ベッド外活動ありの値）を用いた。

2 栄養素の給与目標量の算出 ··

- 一般食患者のたんぱく質，脂質，炭水化物の給与目標量は，推定エネルギー必要量をもとに算出する。その他の栄養素は食事摂取基準の数値を適切に用いる。

〈たんぱく質，脂質，炭水化物の給与目標量〉

たんぱく質：推奨量

脂　　質　：％エネルギー　20 〜 30％

炭水化物　：％エネルギー　50 〜 65％

〈その他の栄養素の給与目標量〉

ビタミンA：推奨量から耐容上限量の間に入っていること。

ビタミンB₁，B₂，C：推奨量

カルシウム：推奨量から耐容上限量の間に入っていること。

鉄　　　　：推奨量から耐容上限量の間に入っていること。

食　　塩　：成人（18歳以上）の目標量は，エネルギー量に応じて男性：7.5g/日未満，女性：6.5g/日未満とする。

食物繊維：成人18 〜 64歳の目標量は，男性：21g/日以上，女性（妊婦・授乳婦含む）：18g/日以上，65歳以上の目標量は，男性：20g/日以上，女性17g/日以上である。

2 一般食の給与目標量の作成

1 加重平均栄養量の算出方法 ··

　一般食の献立作成にあたり，目安となる給与目標量の作成方法として，加重平均栄養量を算出する方法がある。

　①一般食患者の年齢構成を調べる。

　②表3-3の計算表を用いて年齢構成と表3-4をもとに，エネルギー及びたんぱく質の加重平均量を算出する。

　③②をもとに，200kcal刻みで何段階かの給与エネルギー量を設定する。

2 一般食の給与目標量の作成 ··

- 給与目標量の作成にあたっては，エネルギーは1,000 〜 2,000kcalの範囲内で200kcal刻みの6段階，または1,000 〜 2,400kcalまでの8段階にすることで，ほとんどの対象者に対して，許容範囲内でエネルギー給与が可能になる。すなわち，栄養成分別管理のエネルギーコントロール食が適用できる（エネルギーコントロール食の例は表3-15（p.30）を参照）。
- その他の栄養素については，表3-4の数値をもとに給与目標量を決定する。

表3-3　一般食患者の年齢構成及び加重平均量 計算表（様式例）

❶〜❻の順に記入する。

年齢区分		性　別	❶ 人　数	❷　1人1日当たりの 給与目標量		給与目標量 合計 ❶×❷	
				エネルギー （kcal／日）	たんぱく質 （g／日）	エネルギー （kcal／日）	たんぱく質 （g／日）
0〜5　（月）		男性					
		女性					
6〜8　（月）		男性					
		女性					
9〜11　（月）		男性					
		女性					
1〜2　（歳）		男性					
		女性					
3〜5　（歳）		男性					
		女性					
6〜7　（歳）		男性					
		女性					
8〜9　（歳）		男性					
		女性					
10〜11　（歳）		男性					
		女性					
12〜14　（歳）		男性					
		女性					
15〜17　（歳）		男性					
		女性					
18〜29　（歳）		男性					
		女性					
30〜49　（歳）		男性					
		女性					
50〜64　（歳）		男性					
		女性					
65〜74　（歳）		男性					
		女性					
75以上　（歳）		男性					
		女性					
妊　婦	初期（付加量）	女性					
	中期（付加量）	女性					
	後期（付加量）	女性					
授乳婦（付加量）		女性					
合　計						❸	❹
1人1日当たり加重平均量（❺・❻）						❸÷合計人数	❹÷合計人数
						❺	❻

注）❶は前月15日現在の入院患者の人数とする。

表3-4 病院給食における一般食患者の給与目標量

	年齢	エネルギー (kcal/日) 推定エネルギー必要量	たんぱく質 (g/日) 推定平均必要量	たんぱく質 推奨量	脂質 (%エネルギー/日) 目安量	脂質 目標量	炭水化物 (%エネルギー/日) 目標量	食物繊維 (g/日) 目標量	ビタミンA (μgRAE/日) 推定平均必要量	ビタミンA 推奨量	ビタミンA 耐容上限量
男性	0〜5（月）	550	10*		50*	—	—	—	300*		600
	6〜8（月）	650	15*		40*	—	—	—	400*		600
	9〜11（月）	700	25*			—	—	—			
	1〜2（歳）	950	15	20		20〜30	50〜65	—	300	400	600
	3〜5（歳）	1,300	20	25		20〜30	50〜65	8以上	350	450	700
	6〜7（歳）	1,350	25	30		20〜30	50〜65	10以上	300	400	950
	8〜9（歳）	1,600	30	40		20〜30	50〜65	11以上	350	500	1,200
	10〜11（歳）	1,950	40	45		20〜30	50〜65	13以上	450	600	1,500
	12〜14（歳）	2,300	50	60		20〜30	50〜65	17以上	550	800	2,100
	15〜17（歳）	2,500	50	65		20〜30	50〜65	19以上	650	900	2,500
	18〜29（歳）	2,300	50	65		20〜30	50〜65	21以上	600	850	2,700
	30〜49（歳）	2,300	50	65		20〜30	50〜65	21以上	650	900	2,700
	50〜64（歳）	2,200	50	65		20〜30	50〜65	21以上	650	900	2,700
	65〜74（歳）	2,050	50	60		20〜30	50〜65	20以上	600	850	2,700
	75以上（歳）	1,800	50	60		20〜30	50〜65	20以上	550	800	2,700
女性	0〜5（月）	500	10*		50*	—	—	—	300*		600
	6〜8（月）	600	15*		40*	—	—	—	400*		600
	9〜11（月）	650	25*			—	—	—			
	1〜2（歳）	900	15	20		20〜30	50〜65	—	250	350	600
	3〜5（歳）	1,250	20	25		20〜30	50〜65	8以上	350	500	850
	6〜7（歳）	1,250	25	30		20〜30	50〜65	10以上	300	400	1,200
	8〜9（歳）	1,500	30	40		20〜30	50〜65	11以上	350	500	1,500
	10〜11（歳）	1,850	40	50		20〜30	50〜65	13以上	400	600	1,900
	12〜14（歳）	2,150	45	55		20〜30	50〜65	17以上	500	700	2,500
	15〜17（歳）	2,050	45	55		20〜30	50〜65	18以上	500	650	2,800
	18〜29（歳）	1,700	40	50		20〜30	50〜65	18以上	450	650	2,700
	30〜49（歳）	1,750	40	50		20〜30	50〜65	18以上	500	700	2,700
	50〜64（歳）	1,650	40	50		20〜30	50〜65	18以上	500	700	2,700
	65〜74（歳）	1,550	40	50		20〜30	50〜65	17以上	500	700	2,700
	75以上（歳）	1,400	40	50		20〜30	50〜65	17以上	450	650	2,700
	妊婦中期付加量 初期	＋50	＋0	＋0		20〜30	50〜65	18以上	＋0	＋0	｝—
	中期	＋250	＋5	＋5					＋0	＋0	
	後期	＋450	＋20	＋25					＋60	＋80	
	授乳婦付加量	＋350	＋15	＋20		20〜30	50〜65	18以上	＋300	＋450	—

注1）対象者の体位，病状，身体活動レベルなどを考慮して弾力的に用いること。
　2）炭水化物の摂取量は総エネルギー比の少なくとも50％以上であることが望ましい。
　3）鉄の（ ）内は，月経ありの場合。
　4）表以外の栄養素については，「日本人の食事摂取基準（2020年版）」を適宜参照し，対応すること。
　5）入院患者の給与目標量は，本来，性別，年齢，体位，身体活動レベル，病状などによって個々に適正量が算定されるべき性質のものである。したがって，一般食を提供している患者についても，患者個々に算定された医師の食事箋を用いることを原則とするが，これらによらない場合には，次により算定するものとする。
　①一般食患者の給与目標量：上表の値を用いるものとする。なお，エネルギーは治療方針に沿って身体活動レベルや体重の増減などを考慮して適宜増減することが望ましい。ここでは5歳までは身体活動レベルⅡ，6歳以上はレベルⅠの数値を用いた。
　②食事の給与に際する留意点：①に示した給与目標量の作成の目安であるが，食事の給与に際しても身体活動レベルなど個々の患者の特性について十分考慮を払う。
　6）＊の付いた乳児の値はすべて目安量。また，たんぱく質については母乳栄養児の値。
　7）6歳以上の身体活動レベルはⅠ（低い）で示した。Ⅰは自宅にいてほとんど外出しない者に相当する。高齢者施設で自立に近い状態で過ごしている者にも適用できる値である。
　8）妊婦では個々の体格や妊娠中の体重増加量，胎児の発育状況の評価を行うことが必要である。
　9）範囲に関しては，おおむねの値を示したものである。

ビタミンB1 (mg/日)		ビタミンB2 (mg/日)		ビタミンC (mg/日)		カルシウム (mg/日)			鉄 (mg/日)			食塩相当量 (g/日)	
推定平均必要量	推奨量	推定平均必要量	推奨量	推定平均必要量	推奨量	推定平均必要量	推奨量	耐容上限量	推定平均必要量	推奨量	耐容上限量	推定平均必要量	目標量
0.1*		0.3*		40*		200*		—	0.5*		—	0.3*	
0.2*		0.4*		40*		250*		—	3.5	5.0	—	1.5*	
0.4	0.5	0.5	0.6	35	40	350	450	—	3.0	4.5	25	—	3.0 未満
0.6	0.7	0.7	0.8	40	50	500	600	—	4.0	5.5	25	—	3.5 未満
0.7	0.8	0.8	0.9	50	60	500	600	30	5.0	5.5	30	—	4.5 未満
0.8	1.0	0.9	1.1	60	70	550	650	35	6.0	7.0	35	—	5.0 未満
1.0	1.2	1.1	1.4	70	85	600	700	35	7.0	8.5	35	—	6.0 未満
1.2	1.4	1.3	1.6	85	100	850	1,000	40	8.0	10.0	40	—	7.0 未満
1.3	1.5	1.4	1.7	85	100	650	800	50	8.0	10.0	50	—	7.5 未満
1.2	1.4	1.3	1.6	85	100	650	800	2,500	6.5	7.5	50	1.5	7.5 未満
1.2	1.4	1.3	1.6	85	100	600	750	2,500	6.5	7.5	50	1.5	7.5 未満
1.1	1.3	1.2	1.5	85	100	600	750	2,500	6.5	7.5	50	1.5	7.5 未満
1.1	1.3	1.2	1.5	80	100	600	750	2,500	6.0	7.5	50	1.5	7.5 未満
1.0	1.2	1.1	1.3	80	100	600	700	2,500	6.0	7.0	50	1.5	7.5 未満
0.1*		0.3*		40*		200*		—	0.5*		—	0.3*	
0.2*		0.4*		40*		250*		—	3.5	4.5	—	1.5*	
0.4	0.5	0.5	0.5	35	40	350	400	—	3.0	4.5	20	—	3.0 未満
0.6	0.7	0.6	0.8	40	50	450	550	—	4.0	5.5	25	—	3.5 未満
0.7	0.8	0.7	0.9	50	60	450	550	30	4.5	5.5	30	—	4.5 未満
0.8	0.9	0.9	1.0	60	70	600	750	35	6.0	7.5	35	—	5.0 未満
0.9	1.1	1.1	1.3	70	85	600	750	35	7.0(10.0)	8.5(12.0)	35	—	6.0 未満
1.1	1.3	1.2	1.4	85	100	700	800	40	7.0(10.0)	8.5(12.0)	40	—	6.5 未満
1.0	1.2	1.2	1.4	85	100	550	650	—	5.5(8.5)	7.0(10.5)	40	—	6.5 未満
0.9	1.1	1.0	1.2	85	100	550	650	2,500	5.5(8.5)	6.5(10.5)	40	1.5	6.5 未満
0.9	1.1	1.0	1.2	85	100	550	650	2,500	5.5(9.0)	6.5(10.5)	40	1.5	6.5 未満
0.9	1.1	1.0	1.2	85	100	550	650	2,500	5.5(9.0)	6.5(11.0)	40	1.5	6.5 未満
0.9	1.1	1.0	1.2	80	100	550	650	2,500	5.0	6.0	40	1.5	6.5 未満
0.8	0.9	0.9	1.0	80	100	500	600	2,500	5.0	6.0	40	1.5	6.5 未満
+0.2	+0.2	+0.2	+0.3	+10	+10	+0	+0	—	+2.0 / +8.0	+2.5 / +9.5	—	1.5	6.5 未満
+0.2	+0.2	+0.5	+0.6	+40	+45	+0	+0	—	+2.0	+2.5	—	1.5	6.5 未満

注：活用に当たっては，食事摂取状況のアセスメント，体重およびBMIの把握を行い，エネルギーの過不足は体重の変化または BMIを用いて評価すること。

特記事項：ビタミンB1の推定平均必要量は，ビタミンB1の欠乏症である脚気を予防するに足る最小必要量からではなく，尿中に ビタミンB1の排泄量が増大し始める摂取量（体内飽和量）から算定。

ビタミンB2の推定平均必要量は，ビタミンB2の欠乏症である口唇炎，口角炎，舌炎などの皮膚炎を予防するに足る最小摂取量 から求めた値ではなく，尿中にビタミンB2の排泄量が増大し始める摂取量（体内飽和量）から算定。

ビタミンCの推定平均必要量は、壊血病の回避ではなく，心臓血管系の疾病予防効果ならびに抗酸化作用効果から算定した。

2　一般食の分類

1　常　食

　常食とは，健常人が日常食している食事の形態である。消化困難なものや刺激の強すぎるものは除き，食品の種類，調理方法など特別な制限は必要なく，また栄養素の規制や制約もなく，バランスのとれた食事である。しかし入院患者の場合，身体活動量は少なく，また個々の疾病の状態，環境の変化，薬剤の服用などのさまざまな影響により，食欲低下傾向にあるので，献立作成に当たっては工夫が必要である。

1　適応疾患
- 消化・吸収機能に障害がなく，疾病の回復・安定期にある患者に用いる。

2　食品構成
- 常食の食品構成を**表3-5**に示す。

3　食品選択と調理のポイント
- 患者の嗜好や食習慣，料理の分量や提供温度などを考慮して，喫食率を高める工夫をする。

表3-5　常食の食品構成

食品群		分量 (g)	エネルギー (kcal)		たんぱく質 (g)	脂質 (g)	炭水化物 (g)
			エネルギー構成	エネルギー配分			
炭水化物性食品	米	240		854	14.6	2.2	185.0
	小麦粉	10		37	0.8	0.2	7.6
	いも及びでんぷん類	50	1,050	66	0.9	0.2	15.4
	砂糖及び甘味類	10		38	—	—	9.9
	果実類	100		58	0.8	0.1	15.4
	種実類						
野菜類	緑黄色野菜	100	100	29	1.8	0.1	6.4
	その他の野菜	250		64	3.3	0.3	14.3
たんぱく質性食品	肉　類	60		113	11.8	6.6	0.3
	魚介類	70		95	12.4	4.2	0.8
	卵　類	50	500	74	5.3	4.8	1.9
	豆　類	40		78	5.1	4.8	3.4
	乳　類	200		156	7.4	6.6	16.6
油脂類		12〜15	100	105	0.1	11.2	0.3
加工品	調理加工食品類 菓子類	50	50	53	3.5	2.0	4.7
藻　類		3		18	0.2	0.0	0.7
計				1,838	68.0	43.3	282.7
PFCエネルギー比	栄養基準のPFCエネルギー比 P：15〜20% F：20〜25% C：60〜65%				本食品構成におけるPFCエネルギー比 P：14.8% F：21.2% C：61.5%		

② 軟　食

軟食は，粥食軟菜とも呼ばれる。粥を主食とし，副食はこれらに準じた軟らかさで，消化しやすい形態にしたものを組み合わせ，栄養のバランスをとった食事形態である。

1 種　類

- 軟食は，粥の軟らかさにより重湯，三分粥食，五分粥食，七分粥食，全粥食に分けられる（表3-6）。
- 粥が適切な軟らかさとなるような調理方法をとる。
- 軟菜は消化・吸収がよく，刺激が少なく，少量で栄養価の高い食品を用いる。

2 適応疾患

- 軟食は，咀嚼困難・嚥下困難，消化・吸収力の低下時などに用いる。流動食の適応期より，回復状況に応じて三分粥から段階的に移行する。

3 栄養基準及び食品構成表

- 軟食の栄養基準を表3-7に，食品構成を表3-8に示す。

4 食品選択と調理のポイント

- 主食は，粥のほかに食パン，茹でうどんなどを用いる。
- 副食は，消化がよく低残渣・低脂質，刺激の少ない食品を多種類選ぶ。消化・吸収のよい状態に調理する（表3-9）。
- 副食の軟らかさは，主食に応じた状態とする。

病院食　第3章

表3-6 重湯と全粥の配合比（大量調理）と水と米の重量比（少量調理）

粥の種類	大量調理		少量調理		できあがり倍率
	重湯と全粥の配合比		水と米の重量比		
	重　湯	全　粥	米	水	
重　湯	10	0	1	20	17
三分粥	7	3	1	15	13
五分粥	5	5	1	12	10
七分粥	3	7	1	9	7
全　粥	0	10	1	6	5

表3-7 軟食の栄養基準

	三分粥食	五分粥食	全粥食
エネルギー（kcal）	1,000～1,100	1,200～1,400	1,600
たんぱく質（g）	40	50	60
脂　質　　（g）	25～30	30～35	35～40
炭水化物　（g）	150	200	250

表3-8 軟食の食品構成

食品群		三分粥食	五分粥食	全粥食
		分量（g）		
炭水化物性食品	三分粥	600		
	五分粥		900	
	全　粥			900
	小麦粉	10	10	10
	いも及びでんぷん類	50	60	80
	砂糖及び甘味類	20	20	10
	果実類	150	150	150
野菜類	緑黄色野菜	50	70	100
	その他の野菜	150	200	250
たんぱく質性食品	肉　類		30	60
	魚介類	30	50	60
	卵　類	50	50	50
	豆　類	豆腐80	豆腐100	70
	乳　類	400	300	200
油脂類		5	5	10
加工品	調理加工食品類			
	菓子類			100
藻　類				1
エネルギー（kcal）		1,044	1,216	1,608
たんぱく質（g）		38.9	49.3	62.1
脂　質　　（g）		27.7	30.8	39.4
炭水化物　（g）		159.7	185.4	251.3

表3-9 軟食の主な食品及び料理例

食　種	料理・食品	料理例
三分粥食	主　食	三分粥，パン粥　など
	魚料理	原則として，白身魚を煮てからほぐして用いる。ほぐし煮，クリーム煮，吉野煮，みそ煮，でんぶ，たいみそ，はんぺん　など
	卵料理	原則として，半熟状態で用いる。半熟卵，温泉卵，卵豆腐，プリン，ミルクセーキ，炒り卵　など
	豆料理	大豆製品として，豆腐煮，空也豆腐などを用いる。その他の豆として，うずら豆，いんげん豆などを用いるが，すべて裏ごしして用いる。
	いも料理	原則として，裏ごしして用いる。
	野菜料理	野菜類は，原則として，裏ごしまたはみじん切りにして用いる。
五分粥食	主　食	五分粥，煮込みうどん，パン，マカロニ，オートミール　など
	肉料理	鶏ささみの挽き肉団子，そぼろ煮，鶏ささみのクリーム煮　など
	魚料理	煮付け，酒蒸し，蒸し焼き（焼きすぎない）　など
	卵料理	オムレツ，厚焼き卵，茶碗蒸し，二色卵，田毎蒸し　など
	豆料理	大豆製品として，凍り豆腐，湯葉，挽き割り納豆（納豆の用い方に注意すること），その他の豆として煮豆の裏ごしを用いる。
	野菜料理	食物繊維の多いもの，硬いものは避ける。葉物は葉先を用いる。トマトは湯むきし種を取る。
	藻　類	のり佃煮，焼きのり　など
	果実類	酸味の強いもの，硬い果物に注意する。コンポート，缶詰　など
	避けたい食品	漬け物（梅干し除く），揚げ物，焼き物，ごぼう，れんこん，たけのこ，葉菜類の茎の部分，こんにゃく，刺激の強い香辛料　など
全粥食	主　食	全粥（卵粥，茶粥，いも粥　など）
	副　食	五分粥食に準じて，消化困難な食品を避ける。
	避けたい食品	青魚，貝類（牡蠣除く），干物類，漬け物（梅干し除く），刺激の強い香辛料，アルコール類　など

❸ 流動食

流動食とは，固形分を含まない，咀嚼しなくても口腔内で速やかに流動状になる，消化がよく残渣や刺激の少ない食事である。

■ 種　類

- 流動食には，普通流動食，天然濃厚流動食，特殊流動食*など，用途に応じて各種の流動食がある。
- 流動食の主な目的は水分補給である。水分が補給できても，エネルギーや栄養素の供給が不十分になりやすいので，短期間にとどめる必要がある。
- 中・長期間にわたり流動食による食事の継続が必要な場合には，栄養状態の低下を防ぐために，漸次，病態に応じてエネルギーや栄養素の強化，あるいは天然濃厚流動食，半消化態栄養剤，消化態栄養剤，成分栄養剤などの経管栄養法を併用する。

＊栄養成分が調整された流動食，低・高たんぱく食，低脂質・低ナトリウム・低残渣食など。

- 胃腸疾患の重症期，口腔・咽頭・食道の障害などによる咀嚼困難や嚥下困難，急性感染症，術後，熱性疾患の高熱時，消化・吸収力の低下時，全身衰弱時などに用いる。

3 栄養基準及び食品構成 ···

- 流動食の栄養基準を表3-10に，食品構成を表3-11に示す。

表3-10 流動食の栄養基準

エネルギー （kcal）	600 ～ 700
たんぱく質 （g）	15 ～ 20
脂　質 （g）	10 ～ 20
炭水化物 （g）	100 ～ 120

表3-11 流動食の食品構成

食品群			分量（g）
炭水化物性食品	穀　類	重湯	450
	いも及びでんぷん類	でんぷん	10
	砂糖及び甘味類		30
	果実類		150
野菜類	緑黄色野菜		50
	その他の野菜		100
たんぱく質性食品	肉・魚介類		
	卵　類		40
	豆　類	みそ	10
	乳　類		400
油脂類			2
エネルギー （kcal）			746
たんぱく質 （g）			23.6
脂　質 （g）			21.5
炭水化物 （g）			114.4

❹ **食品選択と調理のポイント** ⋯⋯⋯⋯⋯⋯⋯⋯⋯⋯⋯⋯⋯⋯⋯⋯⋯⋯⋯⋯⋯⋯⋯⋯⋯

- 残渣が少なく消化しやすい，刺激のない食品を使用する（表3-12）。裏ごしなどをして，流動状になるように調理する。

表3-12 流動食の主な食品及び料理例

食品群	食 品	料理例
穀 類	白米，小麦粉	重湯
いも及びでんぷん類	片栗粉，くず粉，コーンスターチ，じゃがいも	くず湯，ポタージュ，ポテトスープ
砂糖及び甘味類	砂糖，はちみつ，粉あめ	はちみつ湯，あめ湯
油脂類	バター，マーガリン	ポタージュ
豆 類	みそ，豆乳，豆腐	みそスープ，豆腐のすり流し汁
肉・魚介類	白身の魚，貝（あさり，しじみ，はまぐり：スープ用），はんぺん，かつお節，肉（スープ用）	貝スープ，かつお節スープ，肉スープ
卵 類	鶏卵，うずら卵	卵黄入り重湯・くず湯，ミルクセーキ
乳 類	牛乳，ヨーグルト，乳酸菌飲料，スキムミルク，アイスクリーム	牛乳，ヨーグルト，フルーツヨーグルト，カスタードクリーム，プリン，ミルクセーキ，ババロア，アイスクリーム
果実類	スイカ，バナナ，ぶどう，メロン，りんご	果汁，バナナミルク，フルーツゼリー
野菜類	かぶ，かぼちゃ，キャベツ，グリンピース，たまねぎ，トマト，にんじん，白菜，ほうれんそう	野菜ジュース，野菜スープ，野菜の裏ごし，野菜のポタージュ（かぼちゃのポタージュ，グリンピースのポタージュなど）
し好飲料類	番茶，ほうじ茶，麦茶	
調味料及び香辛料類	こんぶ・しいたけ（だし汁用）	

病院食　第3章

2 特別食

1 特別食の考え方と分類

1 特別食の考え方

前述のように，入院中の食事はすべて治療食として提供され，間接的な治療食としての一般食，直接的な治療食としての特別食に分類されている。

- 近年の患者の特徴は，いくつもの疾患を併せもつことである。このような疾病治療における食事療養の考え方は，年々複雑化してきており，専門職としての管理栄養士・栄養士の存在は重きをなしてきている。
- 専門知識だけで疾病治療ができるのではなく，常に患者と接し，また診療部門から情報を得て，いかにおいしく食べられるかを考えた献立により治療を行うことが大切である。

2 特別食の分類方法

特別食の食事は，疾病治療の直接手段として薬剤とともに重要な位置付けをされている。特別食の分類用法には，大きく分けて疾患・病態別分類と栄養成分別分類とがある。

2 食事基準

特別食は，食事基準に基づいて医師の発行する食事箋により提供される。

食事基準とは，医師と栄養科（栄養部門）で食事についての決めごとを記したものであり，医師の総意に基づいて作成されたものである。栄養量及びその内容（食品構成など），直接的な食事療法の機能が備わったものである。

食事基準には，疾患・病態別に栄養成分量を指定する方法と，栄養成分から適応疾患を選択する方法の2つがある。本書第5章の献立作成は後者に則り構成している。離乳食，調乳，検査食，無菌食，経管栄養などについても，食事基準に記しておく必要がある。

1 疾患・病態別食事基準

- 疾患・病態別食事基準は，肝臓病，腎臓病，糖尿病，肥満症などの疾患別に分類する方法である。
- 病院の医師間で食事療法の平均的治療方針として作成されるため，医師のオリジナリティのある食事療法が制約される欠点がある。
- 通常，医師の診断名と食事箋名が同じであるので，医師の立場からも管理栄養士・栄養士の立場からもわかりやすい食事指示方法であるが，疾患名と食事名が必ずしも一致するとは限らない。さらに多くの合併症がある場合には，どの疾患を優先して食事が作成されるかがわかりにくく，献立作成では問題がなくても，調理段階で混乱が生じる場合もある。

表3-13 栄養成分別管理と適応疾患

栄養成分別管理	適応疾患	付加する指示
エネルギーコントロール食（EC食）	肥満症，糖尿病，痛風・高尿酸血症，脂質異常症，動脈硬化症，甲状腺機能障害，脂肪肝，急性肝炎，慢性肝炎，肝硬変代償期，高血圧症，高中性脂肪血症，心疾患，妊娠高血圧症候群，授乳食	・減塩の指示 ・カリウム，リンなどの指示 ・主食，副菜の形態の指示 ・禁止食品の指示： 　アレルギー食品 　嗜好 　薬剤関連 　その他
たんぱく質コントロール食（PC食）	肝硬変非代償期，肝不全，糸球体腎炎，ネフローゼ症候群，腎不全，糖尿病腎症，透析，低栄養，栄養失調，熱傷	
脂質コントロール食（FC食）	急性肝炎，胆石・胆のう炎，急性・慢性膵炎	
水・電解質コントロール食	熱性疾患，脱水症，貧血，骨粗鬆症	
易消化食	胃・十二指腸潰瘍，クローン病，潰瘍性大腸炎，下痢，便秘，嚥下障害，術前・術後食	
濃厚流動食	意識障害・嚥下障害，術前・術後の栄養管理，消化管通過障害，口腔・食道障害，摂食障害，熱傷，クローン病，潰瘍性大腸炎	

資料）寺本房子，渡邉早苗，松崎政三編著：医療・介護老人保健施設における臨地実習マニュアル―臨床栄養学第5版，p.30，建帛社，2014を一部改変

- 現代のように複雑化した食事療法の考え方では，疾患・病態別食事基準では対応が難しくなってきている。

② 栄養成分別食事基準

- 医療の高度化に伴って，疾病治療の方法も細分化され，栄養素の質と量などを検討して食事を決定するようになり，単に疾患名で食事箋を出すような状況ではなくなっている。すなわち，医師は診察から種々の角度より検討して診断を下し，それに必要な栄養成分の質と量を検討し，決定することになる（表3-13）。
- 医師の考えが容易に食事箋に示されるので，医師のオリジナリティが反映しやすくなる。
- 栄養成分別管理は，一般的に，エネルギーコントロール食（EC食），たんぱく質コントロール食（PC食），脂質コントロール食（FC食）の3つに大別されるが，最近は糖尿病腎症患者の増加により，エネルギーコントロール，たんぱく質コントロールの双方を網羅した食種（EP食）が食事基準として作成され，この食種の食数も増加している（こうした実情を踏まえ，本書は第5章献立作成において，EP食も取り上げている）。

3 特別食加算

特別食は，加算・非加算別に，平成28年厚生労働省保医発0304第5号に示されている（表3-14）。入院時食事療養・生活療養の額の基本構造は，図3-2に示すとおりである。

表3-14 病院における食事の分類

区分	食種名	適応症, 食種など	
		特別食加算	非加算
一般食	常食	—	特殊な食事療法を必要としない常食
	軟食	—	特殊な食事療法を必要としない分粥・全粥など軟食
	流動食	—	特殊な食事療法を必要としない流動食
特別食（治療食・そのほか）	腎臓食	・腎臓疾患の食事療法に対する食事	
	肝臓食	・肝庇護食, 肝炎食, 肝硬変食, 閉鎖性黄疸食（胆石症と胆嚢炎による閉鎖性黄疸を含む）	・肝がん, 胆石症など
	糖尿食	・糖尿病	—
	胃潰瘍食	・十二指腸潰瘍も含む ・侵襲の大きな消化管手術の術後食 ・クローン病, 潰瘍性大腸炎等により腸管の機能が低下している患者に対する低残渣食	・流動食 ・そのほか, がんや各種疾病の手術前後に提供する高カロリー食
	貧血食	・血中ヘモグロビン濃度10g/dL 以下（鉄欠乏に由来）の者を対象	・白血病, 血友病, 紫斑病, 悪性腫瘍など
	膵臓食	・急性・慢性膵炎	・膵がんなど
	脂質異常症食	・空腹時定常状態における血清 LDL コレステロール値が140mg/dL 以上, または HDL コレステロール値が40mg /dL 未満, もしくは中性脂肪値が150mg/dL 以上の患者に対する脂質異常症食 ・高度肥満症（肥満度が +70% 以上または BMI が35 以上）に対する食事療法は, 脂質異常症食に準ずる	・そのほかの脂質異常症 ・そのほかの肥満症
	痛風食	・先天性代謝異常	・そのほかの代謝異常疾患
	フェニルケトン尿症食		
	楓糖尿症食		
	ホモシスチン尿症食		
	ガラクトース血症食		
	治療乳	・乳児栄養障害に対する直接調製する治療乳	・治療乳既製品（プレミルク等）や添加含水炭素の選定使用等
	無菌食	・無菌治療室管理加算の算定患者を対象	—
	検査食	・潜血食, 大腸 X 線検査, 大腸内視鏡検査のための低残渣食	・各種検査食（ヨード制限, ミネラル定量テスト, レニンテスト, 乾燥食, そのほか）
	減塩食	・心臓疾患, 妊娠高血圧症候群等に対して減塩食療法（食塩相当量6g/ 日未満）を行う場合は, 腎臓食に準ずる。ただし, 妊娠高血圧症候群の場合は, 日本高血圧学会, 日本妊娠高血圧学会等の基準に準じる。	・高血圧症に対する減塩食 ・左記以外の疾患患者に対する減塩食
	鼻腔栄養	・特別食加算の対象となる食事（薬価基準に収載されていない濃厚流動食など） ・胃瘻より流動食を点滴注入した場合は, 鼻腔栄養に準ずる。	・特別食加算の対象となる食事以外の鼻腔栄養（1 kcal/mL 以上の熱量を有する濃厚流動食など）
	口腔・咽頭・食道疾患食	—	・口内炎, 舌炎, 舌がん, 上下顎がん, 上下顎骨折, 食道炎, 食道潰瘍, 食道がんなど
	アレルギー食	—	・食事性アレルギー
	調乳	—	・乳児期の人工栄養
	離乳食	—	・離乳期の離乳食
	幼児食	—	・就学前の幼児期の食事
	嚥下食	—	・嚥下困難な患者に対する食事（軟食, とろみ剤を使用する食事など）

資料）厚生労働省保険局医療課：入院時食事療養費に係る食事療養及び入院時生活療養費に係る生活療養の実施上の留意事項について, 保医発第0306009号（平成18年3月6日, 平成28年3月24日保医発0304第5号・一部改正）

図3-2 入院時食事療養・入院時生活療養費の額の基本構造

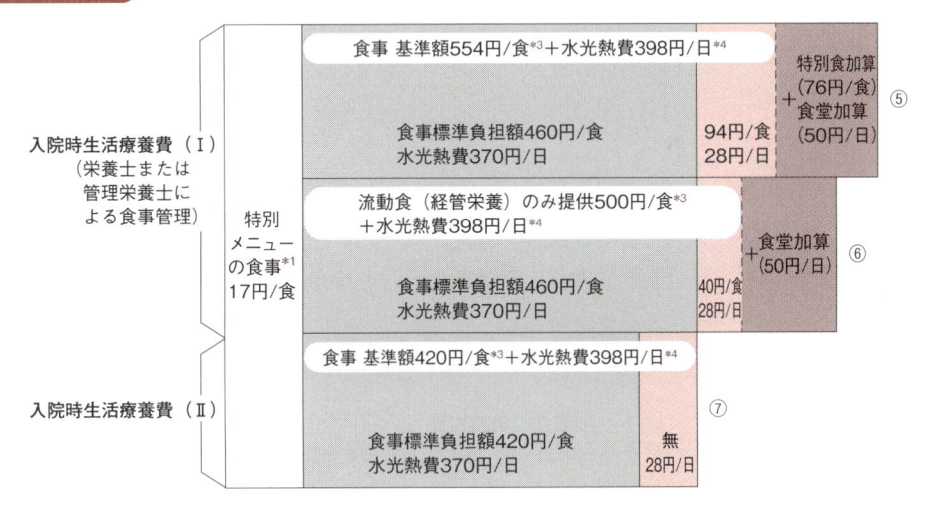

入院時食事療養費

患者 自己負担　　　　　　　　　　　　　保険給付

入院時食事療養費（Ⅰ）
（栄養士または
管理栄養士に
よる食事療養）

特別
メニュー
の食事*1
17円/食

基準額640円/食　　　　　　　　　　　特別食加算
　　　　　　　　　　　　　　　　　　　（76円/食）　①
標準負担額460円/食　　　　　180円/食　食堂加算
　　　　　　　　　　　　　　　　　　　（50円/日）

流動食（経管栄養）のみ提供*2 575円/食　　食堂加算
標準負担額460円/食　　　　　115円/食　（50円/日）　②

入院時食事療養費（Ⅱ）

基準額506円/食　　　　　　　　　　　　　　　　③
標準負担額460円/食　　　　　46円/食

流動食（経管栄養）のみ提供*2
460円　　　　　　　　　　　　　　　　　　　　④
標準負担額460円/食

入院時生活療養費

入院時生活療養費（Ⅰ）
（栄養士または
管理栄養士に
よる食事管理）

特別
メニュー
の食事*1
17円/食

食事 基準額554円/食*3＋水光熱費398円/日*4　　特別食加算
　　　　　　　　　　　　　　　　　　　　　　　（76円/食）
食事標準負担額460/食　　　　　94円/食　　　　＋　　⑤
水光熱費370/日　　　　　　　　28円/日　　　　食堂加算
　　　　　　　　　　　　　　　　　　　　　　　（50円/日）

流動食（経管栄養）のみ提供500円/食*3
＋水光熱費398円/日*4　　　　　　　　　　　　食堂加算
食事標準負担額460円/食　　　　　40円/食　　　＋　　⑥
水光熱費370円/日　　　　　　　　28円/日　　（50円/日）

入院時生活療養費（Ⅱ）

食事 基準額420円/食*3＋水光熱費398円/日*4　　　　⑦
食事標準負担額420円/食　　　　　無
水光熱費370円/日　　　　　　　　28円/日

病院収入（/人/日）
①2,198円＝（640＋76）円×3食＋50円（1日3食，加算食を食堂で提供した場合）
②1,775円＝575円×3食＋50円（1日3食，加算食を食堂で提供した場合）
③1,518円＝506円×3食（1日3食，提供した場合）
④1,380円＝460円×3食（1日3食，提供した場合）
⑤1,940円＝（554＋76）円×3食＋50円（1日3食，加算食を食堂で提供した場合），水光熱費398円
⑥1,550円＝500円×3食＋50円（1日3食，加算食を食堂で提供した場合），水光熱費398円
⑦1,260円＝420円×3食（1日3食，提供した場合），水光熱費398円

注）　*1 特別メニューの食事：通常の食事療養費用では提供が困難な高価な食材料や異なる材料を使用して調理する行事食メ
　　　ニューや，標準メニューではない複数のメニューを選択した場合の選択メニューなど，特別のメニューを提供した場合。
　　*2 当該食事療養または当該食事の提供たる療養として食事の大半を経管栄養法による流動食（市販されているものに限る）
　　　により提供した場合を指す。栄養管理が概ね経管栄養法による流動食によって行われている患者に対し，流動食とは別に，
　　　または流動食と混合して，少量の食品または飲料を提供した場合（経口摂取か経管栄養の別を問わない）を含む。
　　*3 食事の提供たる療養。
　　*4 温度，照明および給水に関する適切な療養環境の形成たる療養。
資料）　入院時食事療養費に係る食事療養及び入院時生活療養費に係る生活療養の費用の額の算定に関する基準，厚生労働省告示
　　　第99号（平成18年3月6日，平成18年9月8日厚労告485・全改，平成20年3月5日厚労告64，平成20年9月30日厚労
　　　告474・平成28年3月4日厚労告62，平成29年6月30日厚労告239，平成30年3月5日厚労告51・一部改正）

第3章　病院食

3 栄養成分別管理

1 エネルギーコントロール食（EC食）

1 特徴

- エネルギーコントロール食は，内分泌・代謝性疾患によって低エネルギー食と高エネルギー食に分けられ，1日の総エネルギー量を調整した食事である。
- エネルギー量は，年齢，性別，身体活動，体位，疾患の病態など個人の条件により異なる。総エネルギー量に対するたんぱく質，脂質，炭水化物の割合（PFCエネルギー比）を15〜20％，20〜25％，50〜60％程度とする（表3-15）。また，エネルギーコントロール食の食品構成の例を表3-16に，各疾患における主な食事療法の方針を表3-17に示す。
- 各種ビタミン，ミネラルは，欠乏症を予防するために食事摂取基準の推奨量あるいは目安量にし，過剰摂取による健康被害を回避するために許容上限量未満にする。
- 生活習慣病の予防のためには，目標量を参考にする。

2 適応疾患

- **低エネルギー食**
  - 代謝性疾患（肥満症，糖尿病，高尿酸血症・痛風など）
  - 内分泌疾患（甲状腺機能低下症）
  - 循環器疾患（脂質異常症，動脈硬化症，心疾患，高血圧症など）
  - 肝疾患（脂肪肝，慢性肝炎など）   など

表3-15 エネルギーコントロール食の栄養基準

	エネルギー（kcal）	たんぱく質（g）	脂質（g）	炭水化物（g）	エネルギー（kcal）		
					たんぱく質	脂質	炭水化物
PFCエネルギー比	100%	15〜20%	20〜25%	50〜60%	15〜20%（17.5%）	20〜25%（22.5%）	50〜60%（55%）
E1	600	23〜30	13〜17	75〜90	105	135	330
E2	1,000	38〜50	22〜28	125〜150	175	225	550
E3	1,100	41〜55	24〜31	138〜165	193	248	605
E4	1,200	45〜60	27〜33	150〜180	210	270	660
E5	1,300	49〜65	29〜36	163〜195	228	293	715
E6	1,400	53〜70	31〜39	175〜210	245	315	770
E7	1,500	56〜75	33〜42	188〜225	263	338	825
E8	1,600	60〜80	36〜44	200〜240	280	360	880
E9	1,700	64〜85	38〜47	213〜255	298	383	935
E10	1,800	68〜90	40〜50	225〜270	315	405	990

（　）は中央値

表3-16 エネルギーコントロール食の食品構成

【エネルギー 1,600 kcal の例】

食品群		分量 (g)	エネルギー (kcal)	たんぱく質 (g)	脂質 (g)	炭水化物 (g)	食塩相当量 (g)	食物繊維 (g)
炭水化物性食品	穀類	240	828	16.8	4.1	172.1	0.9	2.6
	いも及びでんぷん類	50	38	0.7	0.0	9.0	0.0	0.8
	砂糖及び甘味類	10	37	0.0	0.1	9.1	0.0	0.0
	果実類	100	56	0.7	0.0	14.6	0.0	1.3
	種実類	5	28	0.9	2.5	0.8	0.0	0.4
野菜類	緑黄色野菜・その他の野菜	350	102	4.6	0.4	22.8	0.1	7.4
たんぱく質性食品	肉類	40	74	7.9	4.2	0.0	0.1	0.0
	魚介類	60	83	11.5	3.4	0.4	0.2	0.0
	卵類	25	38	3.1	2.6	0.1	0.1	0.0
	豆類	70	93	7.8	7.2	2.7	0.0	1.1
	乳類	150	105	4.7	4.8	10.2	0.2	0.0
油脂類		10	89	0.0	9.6	0.0	0.0	0.0
藻類		5	7	0.8	0.1	2.5	0.5	1.8
きのこ類		10	4	0.4	0.1	1.1	0.0	0.8
調味料及び香辛料類		25	48	1.2	3.0	4.2	4.4	0.6
計			1,630	61.1	42.1	249.6	6.5	16.8

穀類エネルギー比：50.7％，動物性たんぱく質比：44.6％，動物性脂肪比（魚介類を除く）：27.3％

表3-17 各疾患における主な食事療法の方針

	共通項目				疾患によって異なる項目		
	エネルギー	たんぱく質	脂質	炭水化物	食塩相当量	食物繊維	コレステロール
肥満症	標準体重*当たり 25～30 kcal	エネルギーの15～20％程度	エネルギーの20～25％程度	エネルギーの50～60％程度	原則として 男性7.5g/日未満， 女性6.5g/日未満	20～25g	適宜
糖尿病							
脂質異常症							300mg以下
動脈硬化症（軽症）							
高血圧症					原則として 6g/日未満	適宜	適宜
心疾患（虚血性）							300mg以下

＊ 標準体重（kg）＝身長（m）×身長（m）×22
表作成）宮本佳世子

・**高エネルギー食**

- 内分泌疾患（甲状腺機能亢進症）
- 肝疾患（肝硬変代償期など）
- 低栄養（PEM） など

3 食品選択と調理のポイント ‥‥‥‥‥‥‥‥‥‥‥‥‥‥‥‥‥‥‥‥‥‥‥

- 低エネルギー食品の利用や脂質の少ない食品部位や調理法の選択，低エネルギー甘味料やエネルギー調整食品の利用なども行う。

- 揚げ物は，フライ＞天ぷら＞から揚げ＞素揚げ＞紙包み揚げ　の順に吸油量が少なくなる。ほかのメニューの内容と油の使用量を考慮するとよい。
- エネルギーや脂質制限がある場合は，食材の選択時に，炭水化物や脂質を多く含むものなど食材の特性を考慮して用いる。
- 糖質は食生活のバランスを維持するのに不可欠であるものの，単純糖質食品（ショ糖，果糖）は，腸からの吸収も早く脂肪に合成されやすい特徴があるため，複合糖質食品（でんぷんなど）の摂取を勧める。

1 内分泌・代謝性疾患

1 肥満症

1 特　徴

- 肥満とは，体内に脂肪細胞が過剰に蓄積した状態を指し，肥満の判定にはBMIを用いる。
- 健康で最も病気に罹りにくいBMIの標準値は22であり，25を超えると「肥満」と定義し，肥満に起因ないし関連して発症する健康障害の予防及び治療に医学的に減量が必要である病態は，肥満症と定義している。
- BMI 35以上を「高度肥満」とし，糖尿病，高血圧，脂質異常症以外に，睡眠呼吸障害（特に睡眠時無呼吸症候群；SAS），心不全，腎機能障害，さらに運動器障害（膝関節障害）を招きやすい。また，治療が困難であったり，重篤な合併症や心理・精神的問題を有することが多い。
- 内臓脂肪蓄積型の簡易診断基準は，ウエスト周囲長（臍周囲長）で男性85cm，女性90cm以上とする。
- 内臓脂肪蓄積型は，メタボリックシンドロームの発症機序となる。
- 内臓脂肪蓄積の基盤により，肥満と糖尿病発症の関連性は，4〜6倍に増加する。肥満者では非肥満者に比較して高血圧の頻度が2〜3倍多い。
- 3〜4kg程度の減量により短期的に代謝異常が改善する。運動器障害，呼吸不全，腎不全，心不全の予防のためには，長期的にはBMI25以下を目指すことが望まれる。

2 食事療法

　肥満症の治療には，食事療法，運動療法，行動療法などがあるが，その中でも食事療法が基本となる。食事療法の基本は，摂取エネルギーを消費エネルギーより少なくすることにある。

・目的

　食事療法は，体重を減らし，脂肪組織量を軽減させる基本療法である。適正なエネルギーコントロールと，栄養素のバランスのとれた食事を規則正しくとることにより，適正な体重管理を行う。

- 脂肪細胞の質的異常による肥満症

    内臓脂肪の減少により，耐糖能障害，2型糖尿病，脂質異常症，高血圧，高尿酸血症（痛風），脂肪肝などの病態の改善を図り，冠動脈疾患（心筋梗塞，狭心症），脳梗塞（脳血栓，一過性脳虚血発作）の予防を行う。

- 脂肪細胞の量的異常による肥満症

    体脂肪の減少により，骨・関節疾患，睡眠時無呼吸症候群，月経異常などの病態の改善を図る。

・**分類**

    エネルギー摂取量の設定は，年齢，性，身長，体重などを考慮し，仕事量や運動量によって決めることが望ましい。

- 肥満症治療食と超低エネルギー食（very low calorie diet：VLCD）に分類する（表3-18）。

    肥満症治療食は，1,000〜1,800kcal/日の範囲で200kcal刻みの調整で5段階に細分し，それぞれの名称を肥満症治療食18（＝1,800 kcal/日），16，14，12，10とする。

- 超低エネルギー食（≦600kcal/日）

    短期での急激な減量には効果があるが，長期的な体重維持には向いていない。十分な観察下で実施する必要がある。

- 食品構成はエネルギーコントロール食に準じる。

・**適応基準**

- 脂肪細胞の質的異常による肥満症（25.0≦BMI＜30.0）で，内臓脂肪面積≦100cm^{2}または健康障害のある肥満症では，食事療法の分類18，16，14，12が適応される。エネルギー摂取の目安は標準体重kg当たり25kcalとする。

- 脂肪細胞の量的異常による肥満症（BMI≦30）で，骨・関節疾患，睡眠時無呼吸症候群，月経異常のある肥満症では，食事療法の分類14，12，10が適応される。エネルギー摂取の目安は標準体重kg当たり20kcalとする。

表3-18 肥満症食事療法の比較

	肥満症治療食	超低エネルギー食
総エネルギー量	1,000〜1,800kcal/日	600kcal以下/日
長期治療	可能	困難（2週間，最長3カ月）
治療方法	外来	入院
栄養素バランスの確保	容易	困難（たんぱく質，ビタミン，ミネラルの補充，水分補給が必要）
副作用	なし	あり（低血糖など）
リバウンド	低エネルギー食（1,000〜1,200kcal）において起こる場合がある	起こしやすい

- VLCD療法の適応は，BMI≧30あるいは健康障害改善のため，迅速かつ大幅な体重減少が必要な肥満患者を対象に，禁忌症例を除外して行う。副作用が多いので，肥満症専門施設で入院管理下に実施する。

- **栄養基準の設定（日本肥満学会：肥満症診療ガイドライン2016より改変）**
  - エネルギーバランス：たんぱく質15～20％，脂質20～25％，糖質50～60％とする。
  - たんぱく質：標準体重×1.0g/日，総エネルギーの20％を超えないこと。
  - 脂質：20g/日以上，飽和脂肪酸は総エネルギーの7％を超えないこと。
  - 糖質：炭水化物から食物繊維を除いたもの。
  - ビタミン・ミネラルは十分に摂取する。
  - 食塩摂取量：男性7.5g/日未満，女性6.5g/日未満にする（日本人の食事摂取基準（2020年版）より）。
  - 食物繊維：20g/日以上とする。

- **留意点**
  - 炭水化物は，でんぷん製の食品で摂取する。果物の食べすぎに注意する。
  - 野菜類，藻類，きのこ類など食物繊維が豊富な食品を摂取する。
  - 脂質の摂取過多，特にバター，マーガリン，マヨネーズなどのとりすぎに注意する。
  - 脂質は，動物性よりも植物性または魚類の脂質を摂取する。
  - 調理の工夫で脂質を減らす。
  - 味付けは薄めにする。
  - 食事は規則正しく，朝食をしっかりとる。
  - 早食い・ながら食いはしない。
  - 間食は，1日の食事量の中で摂取する。
  - アルコールを飲むときには，飲みすぎ，食べすぎに注意する。
  - ゆとりをもって食事をする。

2 糖尿病

1 特 徴

　糖尿病とは，インスリン作用不足（分泌低下と抵抗性）による慢性の高血糖状態を主徴とする代謝疾患群である。高血糖値の持続は，特徴ある症状（口渇，多飲，多尿，体重減少，易疲労感）を呈するが，それ以外の場合は自覚症状に乏しく病識をもちにくい。高血糖状態が長期間続くことによって，さまざまな合併症が出現する。

- **1型糖尿病**

　インスリンを合成・分泌する膵ランゲルハウス島のβ細胞の破壊・消失がインスリン作用不足の主要因である。治療にはインスリン注射が欠かせない（インスリンポンプ含む）。

- **2型糖尿病**

　インスリン分泌低下やインスリン抵抗性をきたす素因を含む複数の遺伝因子に，過食

表3-19 血糖コントロール目標（65歳以上の高齢者については「高齢者糖尿病の血糖コントロール目標」を参照）

目　標	コントロール目標値[*4]		
	血糖正常化を目指す際の目標[*1]	合併症予防のための目標[*2]	治療強化が困難な際の目標[*3]
HbA1c(%)	6.0未満	7.0未満	8.0未満

注）治療目標は年齢，罹病期間，臓器障害，低血糖の危険性，サポート体制などを考慮して個別に設定する。

[*1] 適切な食事療法や運動療法だけで達成可能な場合，または薬物療法中でも低血糖などの副作用なく達成可能な場合の目標とする。

[*2] 合併症予防の観点からHbA1cの目標値を7%未満とする。対応する血糖値としては，空腹時血糖値130mg/dL未満，食後2時間血糖値180mg/dL未満をおおよその目安とする。

[*3] 低血糖などの副作用，その他の理由で治療の強化が難しい場合の目標とする。

[*4] いずれも成人に対しての目標値であり，また妊娠例は除くものとする。

日本糖尿病学会　編・著：糖尿病治療ガイド2018-2019，p.29，文光堂，2018

（とくに高脂肪食），運動不足，肥満，ストレスなどの環境因子及び加齢が加わり発症する。糖尿病の95%は2型糖尿病である。

- 平均血糖値を反映する指標として，HbA1c（hemoglobinA1c）の血糖コントロール目標を表3-19に示す。それ以外にGA（glyco albumin）基準値11～16%，1,5-AG（1,5-anhydroglucitol）基準値14.0μg/mL以上である。

- インスリン分泌能の指標として，75gOGTTで負荷後30分の血中インスリン増加量を血糖値の増加量で除した値をインスリン分泌指数（insulinogenic index）といい，インスリン追加分泌のうち初期分泌能の指標となる。

- 血糖コントロールの目標は，年齢，罹患期間，合併症の状態，低血糖のリスク，サポート体制などを個別に設定する必要がある。合併症予防の観点からHbA1c7%未満とし，適切な食事療法，運動療法，薬物療法に際しても低血糖の副作用なく，HbA1c6%未満は，血糖値の正常化を目指すという目標になる数値である。青壮年者ではできるだけHbA1c6%未満を目標とし，高齢の糖尿病患者では年齢，罹患期間，合併症の状態を勘案し，多少緩めの場合も少なくない。その場合でもHbA1c8%未満を目標とする。

- 血糖以外のコントロール目標として，血圧コントロールが必要であり，十分な降圧を図る。脂質異常症に対しては，心血管障害の危険因子であるため治療を進める。合併症防止のためには，血糖以外のコントロール指標を示す（表3-20）。

- 肥満の糖尿病患者では，体重のコントロールは重要であり，減量の目標として減量前体重の約5%前後を目安とし，1，2kgでも減量すると糖尿病に関連する代謝の改善を認めることが多いため，徐々に行う。

- 妊娠時の血糖管理は，低血糖のリスクを最小限にとどめ，可能な限り健常妊婦の血糖日内変動範囲を目標とし，その基準値は空腹時血糖値70～100mg/dL，食後2時間血糖値120mg/dL未満とする。食事療法のみで目標血糖値が達成できない場合は，インスリン療法に変更し，厳格な血糖コントロール維持を目指す。

表3-20	血糖以外のコントロール指標	
体重	標準体重（kg）＝身長（m）×身長（m）×22	
血圧	収縮期血圧 拡張期血圧	130mmHg未満 80mmHg未満
血清脂質	LDLコレステロール	冠動脈疾患なし：120mg/dL未満 冠動脈疾患あり：100mg/dL未満[*1]
	中性脂肪（トリグリセライド）	150mg/dL未満（早朝空腹時）
	HDLコレステロール	40mg/dL以上
	nonHDLコレステロール[*2]	冠動脈疾患なし：150mg/dL未満 冠動脈疾患あり：130mg/dL未満[*1]

＊1　より冠動脈疾患の再発リスクが高いと考えられる場合のLDLコレステロールは70mg/dL未満，nonHDLコレステロールは100mg/dL未満を考慮する。
＊2　総コレステロール値からHDLコレステロール値を引いたもの。
日本糖尿病学会 編・著：糖尿病治療ガイド2018-2019, p.30, 文光堂, 2018

- 小児・思春期における糖尿病の治療は，精神的に不安定であることも配慮し，成長，発育とQOLを確保する。1型糖尿病の目標HbA1cは7.5％未満であり，重症低血糖を起こさないようにする。食事の炭水化物量に応じて食前に追加インスリン注射量を調節するカーボカウントが超速効型インスリンの使用とともに普及している。
- 高齢者（65歳以上）の血糖管理は，発症年齢，罹病期間，慢性・急性合併症などの発症歴を考慮し，例えば，認知機能正常・ADL自立で，重症低血糖が危惧される薬剤〔インスリン製剤，スルホニル尿素（SU）薬，グリニド薬など〕の使用がない場合7.0％未満，使用がある場合，65～74歳7.5％未満（下限6.5％），75歳以上8.0％未満（下限7.0％）を血糖コントロール目標とする。特に低血糖は，転倒のリスクや認知症のリスクを高めることが報告されている。
- 糖尿病は複雑な慢性疾患であり，急性・慢性ともに合併症は患者のQOLを低下させ，予後を悪化させる。その予防・治療の基本はまず，食事療法，運動療法の実践が基本である。表3-21に糖尿病治療の基本を示す。

2 食事療法

- 糖尿病患者において治療の基本であり，その実践により血糖コントロール状態が改善される。
- 個人の生活・食習慣や身体活動などの情報収集から，本人を尊重した個別の栄養・食事療法がスムーズな治療と継続のために重要である。初診時の食事指導のポイントを示す（表3-22）。
- 妊娠時の食事療法は，母体の厳格な血糖管理及び適正な体重管理を目指す。健全な胎児発育を目指した食事管理のために，食事摂取基準ではエネルギー付加量を妊娠初期＋50kcal，中期＋250kcal，後期＋450kcal，授乳期＋350kcalとしている。肥満妊婦では，エネルギー付加量が必要ない場合もある。
- 肥満者の食事療法は，現体重を5％程度減らすことで耐糖能や脂質，血圧の異常が改善するとされ，急激な体重減少はリバウンドを招く。長期にわたる継続的な食事療法

表3-21　糖尿病治療の基本

1．食事療法と運動療法を励行し，血糖値をコントロールする。また，肥満を解消する。
2．必要があれば，経口血糖降下薬やインスリン療法を行う。
3．血圧や脂質代謝の管理を行う。
4．治療の目標は，急性・慢性の合併症の治療とその進展抑制である。

資料）日本糖尿病学会編：科学的根拠に基づく糖尿病診療ガイドライン2013，p.26，南江堂，2013

表3-22　初診時の食事指導のポイント

1．腹八分目とする。
2．食品の種類はできるだけ多くする。
3．脂質は控えめに。
4．食物繊維を多く含む食品（野菜，海藻，きのこなど）を摂る。
5．朝食，昼食，夕食を規則正しく。
6．ゆっくりよくかんで食べる。
7．単純糖質を多く含む食品の間食を避ける。

日本糖尿病学会　編・著：糖尿病治療ガイド2018-2019，p.44，文光堂，2018

は，栄養教育により食生活の修正，適切な減量が行われているかなどについて是正が必要な場合もある。

- 小児の食事療法の基本は，食事制限ではなく，年齢・性別に即した正常な成長発育に必要なエネルギー量を摂取する。小児の肥満を伴う2型糖尿病患児でも食事調整は健常児の10％減を目安，非肥満の場合は5％減程度とする。
- 高齢者の食事療法は，高血糖，脂質異常症，肥満の是正に有用であり，これまでの食事アセスメントを行い，個々の適切なエネルギー・栄養素摂取量の設定が必要である。
- 食事方法は，血糖管理に有効で，食事回数は1日3食を基本とし，1食をなるべく均等によく噛んで15～20分程度時間をかけるよう指導する。可能な限り規則正しく食事時間を設定し，欠食しないことが重要である。
- 栄養・食事指導にあたっては，日本糖尿病学会『糖尿病食事療法のための食品交換表第7版』（文光堂）（以下，食品交換表）を活用するが，実際の食品やフードモデルなどを用いて指導する。また，食事にどれだけ糖質量が含まれているかを計算することをカーボカウントという。カーボカウントには，「基礎カーボカウント」と「応用カーボカウント」の2つの方法がある。基礎カーボカウントでは，食品に含まれる栄養素と食後の血糖値の変動の関係を学び，炭水化物量を許容範囲内で正しく調整して，食後の血糖値を目標範囲内におさめる。血糖値の変動に対し，食事や薬剤，身体活動が及ぼす影響についても学ぶことが重要となる。また，応用カーボカウントは強化イン

スリン療法中の糖尿病症例が適応となり，食品中の炭水化物量とインスリン投与量を適合させることが中心となる。インスリン療法を行っている患者にとっては，炭水化物の量に応じてインスリン量を決定できるので利便性は高い。

3 栄養基準 ··

・食事療法の進め方

　適正なエネルギー摂取量は，性・年齢別，身体活動量，身長・体重（肥満度），血糖値，合併症の有無，血圧，血清脂質値や他疾患の有無，病態などを考慮して，医師が決定する。

・エネルギー摂取量の算出方法の目安

エネルギー摂取量（kcal/日）＝標準体重[*1]（kg）×身体活動量[*2]（kcal/kg標準体重）

　＊1 標準体重（kg）＝身長（m）×身長（m）×22
　＊2 身体活動量は体を動かす程度によって決まるエネルギー必要量（kcal/kg標準体重）

軽労作（デスクワークが多い職業など）	25〜30kcal/kg標準体重
普通の労作（立ち仕事が多い職業など）	30〜35kcal/kg標準体重
重い労作（力仕事が多い職業など）	35〜　kcal/kg標準体重

日本糖尿病学会 編・著：糖尿病治療ガイド2018-2019，p.45-46，文光堂，2018

- エネルギー産生栄養素バランスでは，炭水化物は指示エネルギー量の50〜60％を超えない範囲とし，たんぱく質は1.0g/kg標準体重，残りを脂質で摂取する。飽和脂肪酸，多価不飽和脂肪酸は，摂取エネルギー量の7％，10%以下に推奨され，20〜25%エネルギー以下が望ましいとされている。魚油に含まれるn-3系（多価）不飽和脂肪酸（EPA，DHA）や一価不飽和脂肪酸は，血糖値やトリグリセライド値を下げる作用もある。
- 合併症の発症や進展防止には，高血圧患者の食塩摂取量は1日6g未満が推奨され，腎症合併患者の食塩制限は病期によって調整されている（p.68，糖尿病腎症参照）。食物繊維1日20g以上の摂取は，食後血糖値コントロールの改善に有効であり，血清コレステロールの低下や便通の改善などの作用がある。野菜は1日350g以上を摂取することを目標にする。アルコール摂取は1日25g程度とし，血糖コントロールのよい例では禁止する必要はないが，内服薬服用患者では低血糖を引き起こすリスクがあり，多飲により治療に悪影響を及ぼす。肝疾患や合併症の問題がある場合は禁酒が望ましい。
- 健康食品やサプリメントについては，製品の効果に関する科学的根拠も乏しく，積極的に勧められない。

4 『糖尿病食事療法のための食品交換表』（食品交換表）の使い方 ·················

・食事療法の実際

　食事療法を効果的に実践するために「食品交換表」を使用し，主治医から指示されたエネルギーや栄養素を摂取する。栄養管理の継続のためには，食品交換表を活用する。その目的を**表3-23**に示す。

表3-23 食品交換表を活用する目的

1. 適正に指示されたエネルギー量を守る。
2. 栄養素のバランスがとれた食事（偏食しない）。
   ・エネルギー産生栄養素バランスを適正化。

   $$1日の総エネルギー \begin{cases} 炭水化物 & 50～60\% \\ たんぱく質 & 15～20\% \\ 脂　質 & 20～25\% \end{cases}$$

   ・ビタミン，ミネラルの適正補給。
   ・食物繊維の適正補給……1日20g以上
   ・1日3食を基本として，欠食をしない。

表3-24 食品分類表

食品の分類			食品の種類	1単位（80kcal）当たりの栄養素の平均含有量（g）		
				炭水化物	たんぱく質	脂　質
Ⅰ群	炭水化物を多く含む食品	表1	穀物，いも，炭水化物の多い野菜と種実，豆（大豆を除く）	18	2	0
		表2	くだもの	19	1	0
Ⅱ群	たんぱく質を多く含む食品	表3	魚介，大豆とその製品，卵，チーズ，肉	1	8	5
		表4	牛乳と乳製品（チーズを除く）	7	4	4
Ⅲ群	脂質を多く含む食品	表5	油脂，脂質の多い種実，多脂性食品	0	0	9
Ⅳ群	ビタミン，ミネラルを多く含む食品	表6	野菜（炭水化物の多い一部の野菜を除く），海藻，きのこ，こんにゃく	14	4	1
調味料（みそ，みりん，砂糖など）				12	3	2

資料）日本糖尿病学会編・著：糖尿病食事療法のための食品交換表 第7版，p.13，日本糖尿病協会・文光堂，2013より引用改変

- 食品交換表を使用することで，どのような食品からどれだけの分量を組み合わせて食べたらよいか。朝食，昼食，夕食や間食にどのように配分するか。料理の選択，好みに応じてメニュー設定できる。
- 食品交換表は，食品の 1単位 ＝ 80kcal に相当する重量を示し，食べる量をはかるものさしとなっており，わかりやすくなっている。食品分類は主に含まれている栄養素ごとに6つの表（グループ）と調味料に分けている（**表3-24**）。
- 食品の交換における2つの原則があり，①違う表との交換を避ける，②同じ表の食品は同じ単位に交換できる。表を用いることで栄養素の調整がとれる。
- 指示エネルギー量の決定と指示エネルギー量を単位に変換を例示
  女性　年齢：52歳　身長：158cm　体重60kg（BMI 24）
  ・病状：糖尿病合併症なし
  ・身体活動：事務業（デスクワークの労作）　→　25～30 kcal／kg標準体重

- 標準体重の算出：身長（1.58m）×身長（1.58m）×22 ≒ 55kg
- 指示エネルギー量の算出：55kg×26kcal/kg標準体重＝1,430kcal → 1,440kcal
- 単位に変換：1,440kcal÷80kcal＝18単位
- 1日の指示量18単位の配分例（炭水化物60%）

食品分類	表1	表2	表3	表4	表5	表6	調味料
指示単位	9	1	3.5	1.5	1	1.2	0.8

資料）日本糖尿病学会編・著：糖尿病食事療法のための食品交換表第7版, p.28, 日本糖尿病協会・文光堂, 2013より引用改変

- 食品分類表に示す1単位当たり栄養素の平均含有量（g）で炭水化物，たんぱく質，脂質を概算すると，それぞれ221g，60g，35gになる。

- エネルギー換算係数を炭水化物4 kcal/g，たんぱく質4 kcal/g，脂質9 kcal/gでエネルギー産生栄養素バランスを算出すると，炭水化物61%，たんぱく質17%，脂質22%程度と推定できる。

- 1日の単位を3食の食事となるように配分したものを単位配分例という。1,440kcal（18単位／炭水化物55%）の例を**表3-25**に示す。

- 指示エネルギー量別の単位配分の例を**表3-26**に示す。

表3-25 単位配分例〔1日の指示エネルギー量18単位（1,440kcal/炭水化物55%）の単位配分の一例〕

(単位)

食品交換表	表1	表2	表3	表4	表5	表6	調味料
食品の種類	穀物，いも，豆など	くだもの	魚介，大豆，卵，チーズ，肉	牛乳など	油脂，多脂性食品など	野菜，海藻，きのこ，こんにゃく	みそ，みりん，砂糖など
1日単位	8	1	4.5	1.5	1	1.2	0.8
朝食	2		1			0.4	
昼食	3	1	1.5	1.5	1	0.4	0.8
夕食	3		2			0.4	
間食							

資料）日本糖尿病学会編・著：糖尿病食事療法のための食品交換表 第7版, p.30, 日本糖尿病協会・文光堂, 2013より引用改変

表3-26 1日の指示単位（指示エネルギー量）の配分例（炭水化物60%）

(単位)

単位	エネルギー	表1	表2	表3	表4	表5	表6	調味料
		穀物，いも，豆など	くだもの	魚介，大豆，卵，チーズ，肉	牛乳など	油脂，多脂性食品など	野菜，海藻，きのこ，こんにゃく	みそ，みりん，砂糖など
15単位	1,200kcal	7	1	2.5	1.5	1	1.2	0.8
18単位	1,440kcal	9	1	3.5	1.5	1	1.2	0.8
20単位	1,600kcal	10	1	4.5	1.5	1	1.2	0.8
23単位	1,840kcal	12	1	5	1.5	1.5	1.2	0.8

資料）日本糖尿病学会編・著：糖尿病食事療法のための食品交換表 第7版, p.28〜29, 日本糖尿病協会・文光堂, 2013を基に作成

- 食事に占める炭水化物の割合について，日本糖尿病学会は50～60％を推奨している。患者の合併症，肥満度，嗜好などにより，食品交換表においても60％，55％，50％と3段階の配分例を示し，その選択は主治医が行う。ただし，55％，50％の場合は，相対的なたんぱく質や脂質の摂取過多につながるので注意が必要となる。

- 指示エネルギー量を1日の指示単位の配分例（『糖尿病食事療法のための食品交換表 第7版』，p.28～33参照）とし，食物のとり方を示したものである。詳しくは，食品交換表を参考にする。

- 食品交換表の単位配分表を日頃の食生活の中で生かしてもらうために，表紙の見開きに「私の食事療法」欄が新たに設けられた。具体的な単位配分を管理栄養士が指導し，治療の状況，ライフスタイルの変化をみながら食事療法の方法，単位配分を変更する。

- 治療チームの一員として，管理栄養士・栄養士は，なぜ食事療法が重要かを十分に理解することが大切である。なお，食事療法の必要性については，日本糖尿病学会編著『糖尿病治療の手びき 改訂第57版』(南江堂，2017) を参照されたい。

5　食品選択と調理のポイント

- 食品選択の際，炭水化物や脂質を多く含む食品は血糖値の上昇の原因となることから，使用に当たっては量や頻度を控える。

- エネルギー調整によって空腹感を訴える患者も多いことから，使用する食材は野菜類，藻類，きのこ類，こんにゃくなどの低エネルギー食品，ノンエネルギー食品を積極的に用い，見た目のボリューム感を考慮する。素材の選択は，肉類は部位によって，魚類は種類によって脂質含有が異なるので調理法と併せて選択する（表3-27）。

- 料理を少量多品目にすることで，満足感を確保する。食品の使用量は計量を心がけ，外食時などに目安量がわかるように努める。

- 調理のポイント
  - ・揚げ物は，フライ＞天ぷら＞から揚げ＞素揚げ＞紙包み揚げ　の順に吸油量が少なくなるので，揚げ方を調整する。
  - ・煮る，焼く，蒸すなどの比較的低エネルギーとなる調理法に変える（図3-3）。
  - ・調理器具は少量の油で調理可能なもの（テフロン加工のフライパンなど）を選ぶ。
- 味付けの基本は，薄味でだしを活用する。

表3-27　素材の選び方

	高エネルギー	低エネルギー
肉　類	ロース，霜降り，ばら肉，鶏皮，鶏手羽，挽き肉，ウインナー，ベーコン　など	鶏ささ身，鶏皮なし（もも，むね），赤身もも，ひれ，砂肝，馬肉など
魚　類	うなぎ，はまち，とろ，あんきも，さば，いわし，銀だら　など	真たら，かれい，きす，わかさぎ，あゆ，ひらめ，いか，えび　など
調味料など	油，マヨネーズ，生クリーム，ルウ，ナッツ類，クリームチーズ，アボカド，砂糖，みりん　など	塩，しょうゆ，ソース，酢，ノンオイルドレッシング，しょうが，こしょう　など

図3-3 調理法でエネルギーを抑える工夫

焼く　なすなど油をたくさん使うもの
炒める　中華料理，スパゲッティ　など
揚げ物　天ぷら，フライ　など
マヨネーズやドレッシング，ナッツ類を
　　使った料理　ポテトサラダ，くるみパ
　　ン　など
ルウを使った料理　カレー，シチュー，
　　グラタン　など

素材のまま　刺し身，冷奴，トマト，と
　　ころてん　など
煮る　煮物，鍋物，コンソメ煮　など
和える　酢の物，お浸し，ノンオイルド
　　レッシング和え　など
素焼き，網焼き，テフロン加工の調理器
　　具の利用　しいたけの網焼き，焼き鳥
　　など
蒸す　茶碗蒸し，蒸しなす　など

表3-28 人工甘味料の分類（砂糖との比較）

分　類	名　称	特　徴	原　料	甘味度	エネルギー (kcal/g)
糖　類	砂糖（ショ糖）	グルコースとフルクトースが結合した二糖類。上品な甘さを与えるとともに，食品の保存性・保水性を高める。	スクロース	100	4
	オリゴ糖	単糖類が2〜10個ほど結合した糖。お腹の調子を整える働きがある。	グルコース，フルクトースなど	乳果オリゴ糖の場合，50	乳果オリゴ糖の場合，2
天然甘味料	エリスリトール	糖アルコール。発酵法によって生産される。果実や蜜などの天然素材にも含まれる。	グルコース	70	0
	キシリトール	糖アルコール。白樺などの樹木からとれる成分を原料とする。う蝕の原因になりにくい。	キシロース	100	3
	グリチルリチン	非糖質系。しょうゆ，みそ，漬け物，佃煮などの広範囲に使用される。指定添加物。	マメ科カンゾウ	20,000	0
	ステビア	非糖質系。砂糖に似た甘味をもつ。ダイエット食品や清涼飲料などに使用される。	キク科ステビア	25,000〜30,000	0
	ソルビトール	糖アルコール。乾燥プルーンに豊富。保湿剤など食品添加物としても利用される。	グルコース	60	3
	トレハロース	後に残らない甘味。たんぱく質や脂質の変性を抑制する。	グルコース	45	4
	マルチトール	糖アルコール。別名，還元麦芽糖。甘味料，品質改良剤として菓子類，飲料，漬け物などに使われる。	マルトース	70〜80	2
	パラチノース	砂糖と同様にグルコースとフルクトースから構成される。う蝕の原因になりにくい。	スクロース	50	2
合成（人工）甘味料	アスパルテーム	アミノ酸系。癖のない甘さで，菓子や清涼飲料などに使用される。指定添加物。	アスパラギン酸，フェニルアラニン	20,000	4
	アセスルファムカリウム	う蝕の原因にならない。指定添加物で飲料や菓子などに使用される。	ジケテン，スルファミン酸，三酸化イオウ	20,000	0
	スクラロース	う蝕の原因にならない。指定添加物で飲料や菓子・パンなどに使用される。	ショ糖	60,000	0

- 治療用特殊食品の活用も重要なポイントとなる。エネルギー調整した低エネルギー甘味料は，現在市販されているオリゴ糖，ソルビトール，マルチトール，キシリトール，エリスリトールなどの糖アルコールが入手しやすい。低エネルギー食品も開発され，マヨネーズ，ドレッシング，マーガリンなどがある（表3-28，3-29）。

表3-29 エネルギー調整食品

	品　名		エネルギー(kcal)	水分(g)	たんぱく質(g)	脂質(g)	炭水化物 糖質(g)	炭水化物 食物繊維(g)	灰分(g)	ナトリウム(mg)	カリウム(mg)	カルシウム(mg)	リン(mg)	鉄(mg)	食塩相当量(g)
食品	マンナンヒカリ*1	1袋(75g)当たり	188	–	0.2	0.3	45.2	20.6	–	–	–	–	–	–	0.3
調味料	ジャネフ ノンオイルドレッシングサウザン*2	1袋(10mL)当たり	3	–	0.1	0.0	0.4	0.4	–	–	–	–	–	–	0.3
	キユーピーハーフ*2	大さじ1(15g)当たり	49	–	0.4	5.1	0.3		–	–	–	–	–	–	0.4
ジャム	マービー低カロリージャムストロベリー*3	1袋(13g)当たり	20	–	0	0	8.6		–	–	–	–	–	–	0.001
甘味料	マービー低カロリー甘味料(粉末)*3	100g当たり	200	–	0	0	100		–	0	0	–	0	–	0
菓子・デザート	スウィートマービーキャンディ紅茶*3	1粒(2.6g)当たり	7	–	0	0	2.6		–	0	–	–	–	–	–
	低カロリーデザートコーヒーゼリー*4	1個(65g)当たり	10	57.9	0.1	0	6.8		0.2	13	62	10	7	0	0.03
	ジャネフ低カロリーオレンジゼリー*2	1個(62g)当たり	15	–	0	0	6.0	0.5	–	32	23	13	1	–	0.1
飲料	テゾンアップル風味*5	1個(125mL)当たり	20	122	0	0	4.8		(0.1)	0~63	(42.4)	(1.4)	(3.1)	2.5	0~0.16

注）0＝未検出，－＝未測定，（ ）＝分析値
*1 大塚食品，*2 キユーピー，*3 H＋Bライフサイエンス，*4 ヘルシーフード，*5 テルモ

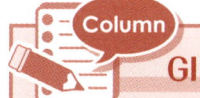

Column

GI

　GIとは，グリセミックインデックスの略で，糖質の吸収度合を示す指標。ブドウ糖を100として，同量を摂取したときの血糖上昇率を％で表す。GIが高いほど食後の血糖値を上げやすく，低ければ食後の血糖値上昇は緩やかである。
　食物繊維の含有が多いもの，精製されていないものはGIが低い。ただし，低GIであっても食べすぎれば太ることに注意が必要である。

3 脂質異常症

1 特　徴 ··

- 血清脂質には，コレステロール（C），トリグリセライド（TG），リン脂質（PL），遊離脂肪酸（FFA）等がある。血清コレステロール値，血清トリグリセライド値は，食事に由来するものと肝臓等の細胞に由来するものがあり，脂質異常症と深く関わる。
- 脂質異常症には，高LDLコレステロール血症，高トリグリセライド血症，低HDLコレステロール血症，高non-HDLコレステロール血症がある。
- 血清コレステロールには動脈硬化を進展させる働きがあり，冠動脈疾患の発症リスクとなる。一方，HDLコレステロールは低値であるほどリスクが高まる。
- 血清トリグリセライドも高値になると冠動脈疾患を合併するリスクとなる。高トリグリセライド血症と低HDLコレステロール血症は，メタボリックシンドロームの診断項目である。
- LDLコレステロール値は，空腹時に採血した総コレステロール（TC），トリグリセライド，HDLコレステロールより，Friedewaldの式「LDLコレステロール＝総コレステロール－HDLコレステロール－トリグリセライド/5」を用いて算出する（トリグリセライドが400 mg/dL未満の場合）。ただし，トリグリセライドが400 mg/dL以上や食後採血の場合には，nonHDLコレステロール（総コレステロール－HDLコレステロール）を使用し，その基準はLDLコレステロール＋30 mg/dLとする。
- 脂質異常値のスクリーニングのための診断基準を示す（**表3-30**）。
- 動脈硬化性疾患は，多くの危険因子（性，年齢，喫煙，脂質異常症，高血圧，糖尿病，慢性腎臓病（CKD）など）により発症するため，予防には危険因子に対する適切な管理が重要となる。

表3-30　脂質異常症診断基準（空腹時採血）[*1]

LDLコレステロール	140 mg/dL以上	高LDLコレステロール血症
	120 ～ 139 mg/dL	境界域高LDLコレステロール血症[*2]
HDLコレステロール	40 mg/dL未満	低HDLコレステロール血症
トリグリセライド	150 mg/dL以上	高トリグリセライド血症
non-HDLコレステロール	170 mg/dL以上	高non-HDLコレステロール血症
	150 ～ 169 mg/dL	境界域高non-HDLコレステロール血症[*2]

[*1] 10時間以上の絶食を「空腹時」とする。ただし，水やお茶などカロリーのない水分の摂取は可とする。
[*2] スクリーニングで境界域高LDL-C血症，境界域高non-HDL-C血症を示した場合は，高リスク病態がないか検討し，治療の必要性を考慮する。
・LDL-Cは，Friedewald式（TC － HDL-C － TG/5）または直接法で求める。
・TGが400mg/Dl以上や食後採血の場合は，non-HDL-C（TC － HDL-C）かLDL-C直接法を使用する。ただし，スクリーニング時に高TG血症を伴わない場合は，LDL-Cとの差が＋30mg/dLより小さくなる可能性を念頭に置いてリスクを評価する。
資料）日本動脈硬化学会：動脈硬化性疾患予防ガイドライン2017年版，p.14，2017

2 **食事療法**

- 動脈硬化性疾患予防の根幹となる生活習慣の改善ポイント

    わが国の食材を用いた伝統的な日本食は，冠動脈疾患の予防に有効であることが示されている。

        ①禁煙し受動喫煙も回避する。

        ②過食を抑え，標準体重を維持する。

        ③肉の脂身，乳製品，卵黄の摂取を控え，魚類，大豆製品の摂取を増やす。

        ④野菜，果物，未精製の穀類，海藻の摂取を増やす。

        ⑤食塩を多く含む食品の摂取を控える。

        ⑥アルコールの過剰摂取を控える。

        ⑦有酸素運動を毎日30分以上行う。

- 高LDLコレステロール血症

    最も関連する脂肪酸は飽和脂肪酸であり，摂取量の制限を行う。食事由来のコレステロールを多く含む食品を抑える（表3-31）。

- 低HDLコレステロール血症

    アルコールにはHDLコレステロールを上昇させる作用はあるが，飲酒の習慣につながってはならない。むしろ，運動によって上昇することが知られている。

- 高トリグリセライド血症

    肥満の関与が大きく，炭水化物の過剰摂取があげられる。アルコールの摂取を控える。

表3-31 **動脈硬化性疾患予防のための食事指導**

- ●総エネルギー摂取量（kcal/日）は，

  一般に標準体重（kg，（身長m$)^2 \times 22$）×

  身体活動量（軽い労作で25〜30，普通の労作で30〜35，重い労作で35〜）とする

- ●脂肪エネルギー比率を20〜25％，飽和脂肪酸エネルギー比率を4.5％以上7％未満，コレステロール摂取量を200 mg/日未満に抑える

- ●n-3系多価不飽和脂肪酸の摂取を増やす

- ●工業由来のトランス脂肪酸の摂取を控える

- ●炭水化物エネルギー比を50〜60％とし，食物繊維の摂取を増やす

- ●食塩の摂取は6 g/日未満を目標にする

- ●アルコールの摂取を25 g/日以下に抑える

資料）日本動脈硬化学会：動脈硬化性疾患予防ガイドライン2017年版，p.58，2017

注）・飽和脂肪酸摂取の増加により，インスリン抵抗性の悪化およびLDLコレステロールの上昇が示されるが，飽和脂肪酸の摂取量が極端に少ないと脳出血の発症率が高いことが示されており，総エネルギー比4.5％以上7％未満の飽和脂肪酸は摂取する。
・飽和脂肪酸を減らした分，不飽和脂肪酸を魚類，特に青魚やそれに含まれるn-3系多価不飽和脂肪酸を積極的に摂取するよう指導する。しかし，多価不飽和脂肪酸は酸化されやすく，酸化LDLの増加やHDLコレステロールの低下をきたすこと，多価不飽和脂肪酸に水素添加してできる油を使ったハードマーガリン，ショートニングなどに多く含まれるトランス不飽和脂肪酸の過剰摂取は酸化LDLを上昇させ，HDLコレステロールを低下させ，冠動脈疾患のリスクを増加させることに留意する。
・飽和脂肪酸及びコレステロール摂取を減らすためには，脂身の少ない肉類を選び，肉類，乳製品，卵類の過剰摂取を避ける。

表3-32 食品群別1日の摂取量及び目安例

食品群		高LDLコレステロール血症の場合		高トリグリセライド血症の場合	
		1,800kcal	1,600kcal	1,800kcal	1,600kcal
穀類	ごはん	170g	150g	170g	150g
	パン	110g	90g	110g	90g
	麺	220g	180g	220g	180g
いも及びでんぷん類		80〜100g	50〜80g	80g	50g
果実類		100〜200g	100〜200g	100g	100g
卵類	卵	10gまたは卵白	10gまたは卵白	50g	50g
肉類	脂の少ない	80g	60g	80g	60g
魚介類	魚類	魚類で80g	魚類で70g	油の多い魚類で80g	油の多い魚類で70g
豆類	大豆・豆腐・納豆など	納豆で40g	納豆で40g	納豆で40g	納豆で40g
		豆腐で100g	豆腐で100g	豆腐で100g	豆腐で100g
乳類	牛乳またはヨーグルト	150mL 150g	150mL 150g	180mL 無糖で180g	180mL 無糖で180g
野菜類	淡色野菜	200g	200g	200g	200g
	緑黄色野菜	150g	150g	150g	150g
	海藻・きのこ・こんにゃく	取り混ぜて50g	取り混ぜて50g	取り混ぜて50g	取り混ぜて50g
油脂類	植物油	25g	20g	25g	20g
砂糖及び甘味類	砂糖・ジャム	10g	10g	少なく	少なく

資料）日本動脈硬化学会：動脈硬化性疾患予防のための脂質異常症治療ガイド2013年版，p.37，2013を一部改変

・高カイロミクロン血症

　脂肪エネルギー比を15％以下に制限し，中鎖脂肪酸やn-3系多価不飽和脂肪酸を主として用いる。

3　栄養基準

・基本となる食事・栄養基準は**表3-31**を参照。

・食品摂取状況を把握して，是正する食品・食品群をアセスメントする（**表3-32**）。

・ライフスタイルを把握して生活上の課題を明らかにする。

・小児では低栄養，発育障害に注意する。

・高齢者はQOLに配慮し，過度な食事制限による低栄養に注意する。

4　食品選択と調理のポイント

・穀類

　玄米，胚芽精米，雑穀米，全粒粉パンなど，食物繊維を多く含むため推奨される（表3-33）。

表3-33 食品中の食物繊維含有量

食品名	常用量 (g) 当たり				100g 当たり		
	常用量		総 量	水溶性	不溶性	総 量	水溶性	不溶性

食品名	常用量		総 量	水溶性	不溶性	総 量	水溶性	不溶性
玄米ご飯	180		2.5	0.4	2.2	1.4	0.2	1.2
そば (生・ゆで)	200		4.0	1.0	3.0	2.0	0.5	1.5
ライ麦パン	60	1枚	3.4	1.2	2.2	5.6	2.0	3.7
さといも	100	2個	2.3	0.8	1.5	2.3	0.8	1.5
大豆 (ゆで)	40	1/3カップ	2.6	0.4	2.3	6.6	0.9	5.8
おから	50	1/2カップ	5.8	0.2	5.6	11.5	0.4	11.1
くり (ゆで)	50		3.3	0.2	3.2	6.6	0.3	6.3
切干しだいこん (ゆで)	12		0.4	0.1	0.4	3.7	0.6	3.2
干しがき	50	中1個	7.0	0.7	6.4	14.0	1.3	12.7
キウイフルーツ	100	中1個	2.5	0.7	1.8	2.5	0.7	1.8
ひじき (ゆで)	10		0.4	–		3.7	–	–

注)・常用量は，あくまで目安である。
　　・断りのない限り"生"である。
資料) 文部科学省：日本食品標準成分表2015，2015

- 肉類，卵類，牛乳・乳製品

　　コレステロールと飽和脂肪酸含有量の少ない食品を選ぶ。

- 魚介類

　　n-3系多価不飽和脂肪酸の多い食品を選ぶ。魚卵，子持ち魚はコレステロールが多いため，過剰な摂取に注意する。

- 低脂肪乳

　　飽和脂肪酸とコレステロールの厳格な制限に推奨される。

- バター，ラード，ココナッツ油

　　飽和脂肪酸が多いため，摂取に注意する。

- 植物油

　　一価不飽和脂肪酸が多い油（オリーブ油，サフラワー油）に偏らないように，バランスよく摂取する。

- 市販食品

　　栄養表示（エネルギー量，脂質，食塩相当量など）を参考にする。

- 食塩相当量

　　ナトリウム量の表示から換算する（換算式はp.49参照）。

1 高血圧症

1 特 徴

　高血圧は，最も頻度の高い生活習慣病のため，生活習慣の修正で軽度の降圧効果が期待され，さらに降圧薬の作用増強の一助となり得る。このため，降圧薬開始後であっても，生活習慣の修正は積極的に勧める。

　特に食塩制限による降圧効果（DASH-Sodium研究から）は，個人差があるが，平均的な日本人の食塩摂取量をとっていた高血圧の人が1日の食塩摂取量を6gにできると，血圧が5mmHg程度下がることがわかっており，これは脳卒中などの予防に大きな意味がある。

　また，減塩の降圧効果は24時間中続き，最近問題となっている夜間に高くなる夜間高血圧への効果が比較的大きいこともわかっている。

　一方で，食塩の過剰摂取で血圧が高い状態が続くと，血管や心臓に負担がかかり動脈硬化や心臓肥大が進み，脳卒中や心筋梗塞，心不全，不整脈，動脈瘤，腎不全など，多くの循環器病が起こり，高血圧は，循環器病の最大の危険因子である。さらに食塩の過剰摂取で，腎結石や骨粗鬆症，特に摂取量が高い地域では胃がんも多い（ピロリ菌が，塩分が多い環境で増殖しやすいことが考えられる）等，高血圧は多くの疾患の原因となり，健康に悪影響を及ぼす。

　なお，食塩をとったときの血圧の上がりやすさは個人差が大きく，それには腎臓の機能，性，人種，遺伝子，レニンなどが関係している。

　このため，原則としてすべての高血圧患者に対し，生活習慣修正の教育，指導を行う（**表3-34**）。

表3-34 生活習慣の修正項目

1. 食塩制限6g/日未満
2. 野菜・果物の積極的摂取[*]
   飽和脂肪酸，コレステロールの摂取を控える
   多価不飽和脂肪酸，低脂肪乳製品の積極的摂取
3. 適正体重の維持：BMI〔体重（kg）÷身長（m）^{2}〕25未満
4. 運動療法：軽強度の有酸素運動（動的及び静的筋肉負荷運動）を毎日30分，または180分/週以上行う
5. 節酒：エタノールとして男性20～30mL/日以下，女性10～20mL/日以下に制限する
6. 禁煙

生活習慣の複合的な修正は，より効果的である
[*]カリウム制限が必要な腎障害患者では，野菜・果物の積極的摂取は，推奨しない
　肥満や糖尿病患者などエネルギー制限が必要な患者における果物の摂取は，80kcal/日程度にとどめる
資料）日本高血圧学会高血圧治療ガイドライン作成委員会：高血圧治療ガイドライン2019，p.64，日本高血圧学会，2019

　わが国の食塩摂取量の多くは加工食品によるものが多いため，さまざまな食品に含まれる「ナトリウム量」を「食塩相当量」に換算すると，その食品にどのくらいの食塩量（g）が含まれているかがわかる（下記，換算式を参照）。

$$食塩相当量（g）＝ナトリウム（mg）×2.54÷1,000$$

　現在，食品表示の「ナトリウム量」は「食塩相当量」で示されることとなり（食品表示基準第3条第1項），経過措置期間後の2020年までに，新基準の栄養表示で見られることになる（食品表示基準，平成27年3月20日内閣府令第10号）。

　注意が必要なこととして，記載してある表示量は食品「100g」当たりなのか，「1回の標準使用量」当たりなのかをよく確認することである。

　高血圧患者の現状では，摂取食塩相当量が6g/日未満の食事の実施率は高くない。

　減塩は，その程度に応じて降圧効果が期待できるので，少しずつでも食塩摂取量を減らすべく，長期的な食事指導を行うことが大切である。また，食塩摂取量が多いと，エネルギー摂取量も多くなる傾向があることから，エネルギー摂取量の調整も減塩につながる。

❷ 食事療法

・入院中の食事の種類について

　医師からの1日の摂取食塩相当量の指示量が6g未満のみの場合，食種は，「たんぱく質コントロール食」で，比較的たんぱく質調整量が緩やかな食種で対応する場合が多い。

　心疾患で肥満症（BMI≧25），あるいは肥満傾向がある場合は，減量による降圧効果を目的に1日の摂取食塩相当量6g未満の「エネルギーコントロール食」で対応することがある。

・献立作成において留意すること（減塩）

　高塩分摂取の強い高血圧患者には，単に食塩相当量の減量を行うと食欲が低下し，減塩食の継続は困難となる。そこで，食品そのものがもつ旨味の利用，食品の鮮度，調理法の工夫，料理の温度や組み合わせ等，「薄味」でもおいしく，食べやすい献立を工夫する必要がある。

【酸味の利用】
・酢やレモン，ゆず，かぼすなど，果実の酸味を利用。
　例）酢の物，マリネ等には，しょうゆや塩の使用量を通常量より減らし，酢を多めに入れる。

【香味野菜や香辛料の利用】
・ねぎ，しょうが，にんにく，しそ，ハーブ類の利用。わさび，からし，こしょう，山椒の適宜利用。
　例）生魚や肉などを少量の漬け汁で浸漬し，香味野菜や香辛料を加える。

例）わさびしょうゆ和え，きゅうりとしその葉の浅漬け，カレー粉の炒め物など。

【天然の旨味成分の利用】

- こんぶ（藻類），干ししいたけ，かつお節，煮干しなど，天然旨味成分を利用。旨味調味料ではなく，天然だしを活用する。

【鮮度のよい素材を選ぶ】

- 鮮度のよさによる素材のもち味を生かす。

【加工品の使用量を減らす】（表3-35）

- 魚介加工品（びん詰製品，味付け缶詰，干物類，練り製品など）の使用量を極力減らす。
- 肉加工品，インスタント食品，冷凍食品，レトルト食品も魚介加工品と同様。
- 漬け物，佃煮，市販総菜にも注意する。

【食塩含有量の少ない調味料の利用】

- 減塩製品，ケチャップ，ソース，フレンチドレッシングなど。

【汁物は極力控える】

【麺類，パン類】

- 麺類は，汁だけでなく，麺（種類による）そのものに食塩含有量が多いものもあり，汁を残したとしても，そのほかの副菜と組み合わせると食塩摂取量が多くなる。このため，摂取を控える。あるいは1日の合計摂取量の中で調整する。

表3-35 食塩含有量（食品成分表より）

食品名		重量（g）	重量当たりの食塩含有量（g）
【水産練り製品】	さつま揚げ（小）	60（1枚）	1.1
	焼きちくわ	100（1本）	2.1
	蒸しかまぼこ	35（厚さ1cm×2枚）	0.9
【魚加工品】	あじ干物	60（頭・骨除く）	1.2
	たらこ	45（小1本）	2.1
	いくら	17（小さじ1杯）	0.4
	さけ水煮缶	45（大1/4缶程度）	0.3
	のり佃煮	10（小皿小盛り）	0.6
	こんぶ佃煮	6（小皿小盛り）	0.4
【肉加工品】	ウインナーソーセージ	40（小2本）	0.8
	ロースハム	40（2枚）	1.0
	ベーコン	40（2枚）	0.8
【漬け物類】	梅干し	5（小1個）	1.1
	たくあん	25（小5切れ）	0.6
	奈良漬け	40（3切れ）	1.7
	白菜キムチ	40（小皿小盛り）	0.9
	らっきょう甘酢漬け	25（3粒程度）	0.6

資料）文部科学省：日本食品標準成分表2015，2015

- パン類は，無塩パンを除くとそれ自体に食塩が含まれているため，バターやマーガリン，さらに副菜を食べると食塩摂取量が多くなるので，摂取を控える。摂取する際は，1日の合計摂取量の中で調整する。

【調理法の工夫】

- 「とろみ」，「あんかけ」の利用。

   「あん」のみに味をつける。八宝菜のように，とろみをつけて味をまとめる。

- 塩味なしでも，焼き物や揚げ物のサクサク感や表面の香ばしさなど食感を利用。

- 味つけは最後にする。

   例）焼肉などは，味つけせずにタレにつけて食べる。

   例）つけ焼きではなく，刷毛などで塗りながら焼く。

   例）かけしょうゆではなく，つけしょうゆにする。

【調味の際に「甘味（砂糖）」の量を控える】

【油脂の利用（エネルギー制限のある場合は使用量に配慮する）】

Column

n-3系不飽和脂肪酸とn-6系不飽和脂肪酸

脂肪酸には，①二重結合をもたない飽和脂肪酸，②1つもつ一価不飽和脂肪酸，③2つ以上もつ多価不飽和脂肪酸がある（多価不飽和脂肪酸で二重結合を4つ以上もつものを高度不飽和脂肪酸と呼び，区別する場合もある）。

これら脂肪酸の中には，私たちが生体内で作ることができないが，体にとって重要な役割をもつ「必須脂肪酸」と呼ばれるものがある。この必須脂肪酸はいずれも多価不飽和脂肪酸で，構造中の二重結合の位置によってn-3系とn-6系の2種類に分類することができる。

n-3系不飽和脂肪酸はω（オメガ）-3とも標記し，α-リノレン酸（植物油）やエイコサペンタエン酸（EPA）・ドコサヘキサエン酸（DHA）（ともに魚油）などがあり，EPAは血中コレステロールやトリグリセライドを減らし，抗血栓作用，抗動脈硬化作用，抗炎症作用をもつことなどが認められている。

n-6系不飽和脂肪酸はω（オメガ）-6とも標記し，必須脂肪酸のうちリノール酸，アラキドン酸などがあり，リノール酸は過剰摂取による害が指摘され，日本脂質栄養学会を中心に摂取量を半減するよう勧められてきた。

また，食事からα-リノレン酸を摂取すればEPAやDHAを，リノール酸を摂取すればアラキドン酸を作ることは可能であるが，n-3系不飽和脂肪酸とn-6系不飽和脂肪酸での相互変換はできない。

n-3系不飽和脂肪酸であるα-リノレン酸は亜麻仁油，荏胡麻油（えごま油）に多く含まれ，EPA・DHAはまぐろ・さば・いわし等の魚に多く含まれている。n-6系不飽和脂肪酸のリノール酸は大豆油やコーン油などに多く含まれている。

n-3系不飽和脂肪酸とn-6系不飽和脂肪酸は，二重結合の位置が異なるだけであるが，この脂肪酸の摂取バランスが崩れると生体に影響が出ることが，疫学調査（グリーンランドのイヌイット，九州大学の久山町での研究等）からわかってきた。

魚類は，体にとって大切なたんぱく質源で，さらにEPAやDHAを多く含むため，積極的に摂取したい食品であるが，魚の種類，部位，水揚げされた季節で脂質含有量がことなるため，偏りなくいろいろな種類の魚を摂取するとよい。

また，魚が苦手な人，魚でアレルギーを起こす人は，代謝過程でEPA・DHAに変換されるα-リノレン酸を多く含む亜麻仁油，荏胡麻油を用いるのも一つの方法であるが，これらの油脂は加熱調理には向かないため，使用法に注意が必要である。やはり魚から摂取するほうが効率的である。

（宮本佳世子）

【料理の組み合わせの工夫】

- 塩味は料理1品に集中させ，その他薄味のものと組み合わせる。

【その他】

- 野菜や果物には，弱い降圧効果を有するカリウムなども含まれるため，不足しないようにする（ただし，心疾患で高カリウム血症がある場合や腎疾患のある場合はその摂取量に注意が必要）。

・DASH食

アメリカで「DASH：Dietary Approaches to Stop Hypertension」という野菜，果物，低脂肪乳製品などを中心とした食事摂取（飽和脂肪酸とコレステロールが少なく，カルシウム，カリウム，マグネシウム，食物繊維が多い食事）の臨床試験が行われ，有意の降圧が報告された（重篤な腎障害，糖尿病合併患者を除く）。このことから，複合的な食事療法の重要性が証明されている。

日本の伝統的な食事は，炭水化物が多く低脂肪のため，このDASH食の栄養成分に近いが，食物繊維，カリウム，マグネシウム，カルシウムについては日本食の方が摂取は少なく，コレステロールの摂取量はむしろ多いという結果がある。

高血圧症患者では，脂質異常症の合併を防ぐ（脂質異常症は，虚血性心疾患の主要な危険因子の一つ）必要があるという意味からも，コレステロールや飽和脂肪酸の過剰摂取は避けるべきである。

・カリウム

- カリウムは，ナトリウムの体外排泄効果があるため，通常は不足することはないが，カリウム含有量の多い生野菜（特に緑黄色野菜），海藻，きのこ，いも類，豆類，果物を積極的に摂取する（表3-36）。

また，食品加工の際にナトリウムが添加され，カリウムが失われていくことから，

表3-36 カリウム含有量

食品名	重量100g当たり含有量
さといも（生）	640mg
さつまいも（生）	480mg
じゃがいも（生）	410mg
落花生（煎り）	770mg
ほうれんそう（生）	690mg
小松菜（生）	500mg
バナナ（生）	360mg
メロン（生）	340mg
干し柿	670mg
プルーン（乾）	480mg
エリンギ（生）	340mg
ぶなしめじ（生）	380mg
生わかめ	730mg

資料）文部科学省：日本食品標準成分表2015，2015

加工食品利用が多い場合も，カリウム含有量の多い食材を積極的に摂取すべきである。

- カリウムは水にさらす，茹でるなどの下処理により含有量が減るので，できるだけ新鮮な食品を生食にするとよい（水にさらす，茹でるなどの下処理により，食品にもよるが，概ね20〜40％減少する）。

ただし，重篤な腎機能障害や循環器疾患で高カリウム血症を伴う患者は，積極的なカリウム摂取は注意する。また，糖分の多い果物の過剰摂取は，肥満者や糖尿病などのエネルギー制限が必要な患者では勧められない。

・ **マグネシウム**

- マグネシウムの欠乏は，高血圧症を引き起こし，特にサイアザイド系利尿剤投与の場合は欠乏に注意する。マグネシウムを多く含有する小麦，玄米，魚介類，海藻，緑黄色野菜，豆類，種実類を摂取する。ただし，種実類は脂肪含有量が多いため，過剰摂取にならないよう注意する。

2 動脈硬化症

1 特 徴

動脈壁の脂肪沈着や石灰化により，血管の肥厚や弾力が低下し，これにより何らかの

Column トランス脂肪酸

不飽和脂肪酸では炭素間の二重結合のまわりの構造の違いにより，シス（*cis*）型とトランス（*trans*）型の２種類があり，天然の不飽和脂肪酸のほとんどはシス型である。

一方，トランス脂肪酸は，植物油などからマーガリン，ショートニングなどを製造する際や，植物油を高温にして脱臭する工程で生じ，天然でも乳製品や肉に含まれている。

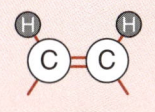 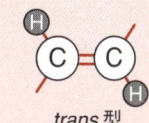

cis 型　　　　　*trans* 型
水素(H)が同じ側にある　水素(H)が反対側にある

常温で液体の植物油や魚油から半固体，または固体の油脂を製造する加工技術の一つに「水素添加」がある。

水素を添加することで不飽和脂肪酸の二重結合の数が減り，飽和脂肪酸の割合が増え，これによってトランス脂肪酸が生成する場合がある（マーガリン，ショートニングや，それらを原材料としたパン，ケーキ，ドーナッツ等の洋菓子，揚げ物などにトランス脂肪酸が含まれている）。

このトランス脂肪酸については，食品からとる必要がないと考えられており，日常的にとりすぎている場合には，少ない場合と比較して心臓病のリスクが高まることが示されている。なお，トランス脂肪酸による健康への悪影響を示す研究の多くは，摂取量が多い欧米人を対象としたもので，日本人の場合にも同じ影響があるのかどうかは明らかではない。多くの種類があるトランス脂肪酸の中で，どのトランス脂肪酸が健康に悪影響を及ぼすのか等については，十分な証拠はない。

トランス脂肪酸の摂取量は，総エネルギー摂取量の１％未満とするよう勧告され，日本人が１日に摂取する平均エネルギー量を1,900kcalとした場合には１人１日当たり約２g未満に相当する。

なお，現在日本で販売されている国内メーカーのマーガリンは，2005年頃に比べトランス脂肪酸の含有量が1/10まで低減化しているものも多い。

資料）農林水産省ホームページ，明治・雪印メグミルク・日本マーガリン工業会ホームページ（2019年11月現在）

（宮本佳世子）

症状を呈する疾患を動脈硬化症という。

　動脈硬化症の代表的な疾患に「虚血性心疾患」がある。これは，動脈硬化による冠動脈内側の狭窄が原因で血液が十分に心筋に行き渡らなくなり，心臓が酸欠（虚血）となった状態である。

　狭窄が原因で症状も一時的であれば「狭心症」，冠動脈が閉塞し心筋細胞が壊死した状態になると「心筋梗塞」という。動脈硬化性血管病変の進展抑制を図るためには，高血圧，肥満，脂質代謝，糖代謝，喫煙などの危険因子の改善が重要である。

② 食事療法

・入院中の食事の種類

　脂質異常症のみの場合は脂質コントロール食で，高血圧・肥満がある場合はエネルギーコントロール食で減塩となることが多い。高血圧症と同じ食種の場合もある。

・献立作成で注意すること

　基本的な食事の種類，献立作成上の留意点は，動脈硬化症のガイドラインに沿って脂質代謝異常の食事療法内容に準ずる（p.45，脂質異常症参照）。

　閉塞性動脈硬化の薬で抗凝血薬（ワルファリン（商品名：ワーファリン））服用中の場合は，ビタミンKを多く含む納豆・クロレラ・青汁等の使用禁止指示がある。食品中，特に野菜類に多く含まれるビタミンKについては，一般的な摂取量であれば，ほとんど問題はないとされているが，どの範囲までの食品を禁止とするかは，施設の食事基準に従う。

❸ うっ血性心不全

① 特　徴

　うっ血性心不全は，心臓から全身に必要量の血液を送り出すことができず，肺にうっ血が生じ，息苦しさ，むくみ（急激な体重増加，脈拍の増加，尿量の減少）など，さまざまな症状が出現する心臓疾患の末期症状をいう。急性期は静脈栄養が第一選択となるが，食事療法の基本は減塩とエネルギーコントロールとなる。

② 食事療法

・入院中の食事の種類

　高血圧症と同じ食種，あるいはエネルギーコントロール食で減塩と必要に応じて水分制限やカリウム調整を行う。

・献立作成で注意すること

• 食塩と水分の管理

　食塩の制限により水分貯留を抑制する。高食塩摂取では水分保有となり，循環血流量の増加を招き，心臓の負担を大きくする。食塩制限は状況で異なるが，概ね 6 g/日未満とする。

　また，体重管理も重要で，体重の増加は水分貯留の指標となるため，重症例では摂取水分量を700〜800 mL に制限する。食塩制限については高血圧と同様とするが，カリウムについては服薬の有無で値に個人差があるため注意を払い，高カリウム血症が

　ある場合は，カリウムを制限（腎疾患のカリウム制限と同様），反対に低カリウム血症がある場合は，カリウム値を上げるよう献立を調整する。

・適正なエネルギー，たんぱく質摂取量

　投与エネルギー量が不足すると，たんぱく質の崩壊や低たんぱく血症を招く恐れがあるため，不足のないよう，エネルギー量は30 kcal/体重（kg）（肥満がある場合は25 kcal/標準体重（kg）），たんぱく質は 1 g/体重（kg）は確保する。

2　たんぱく質コントロール食（PC食）

1　特　徴

　たんぱく質コントロール食は，疾病によるたんぱく質代謝の異常，あるいは治療や栄養状態の維持に対応するために，たんぱく質の給与量を調整した食事で，たんぱく質を軸に脂質，炭水化物を構成したものである（表3–37）。たんぱく質制限によるたんぱく質（アミノ酸）代謝の改善，高アンモニア血症の予防，血清電解質異常の改善，肝臓及び腎臓の機能の維持・改善，腎不全の進行抑制・透析導入の延期，また一方，たんぱく質の補給による栄養状態の改善などの意義がある。

表3–37　たんぱく質コントロール食の栄養基準

たんぱく質（g）	エネルギー（kcal）	脂　質（g）	炭水化物（g）
20	1,400 1,600 1,800 2,000	35 40 50 55	250 290 320 360
30	1,600 1,800 2,000	40 50 55	280 310 350
40	1,600 1,800 2,000	40 50 55	270 300 340
50	1,600 1,800 2,000 2,200	40 45 55 60	260 300 330 360
60	1,600 1,800 2,000 2,200	45 50 55 60	240 280 320 360
70	1,600 1,800 2,000 2,200	40 45 55 60	240 280 305 350
80	1,600 1,800 2,000 2,200	40 50 60 60	230 260 280 330

病院食　第3章

たんぱく質の利用効率は，良質のたんぱく質の摂取と，同時に摂取するエネルギー量に大きく影響を受ける。そのため，炭水化物と脂質によりエネルギーを十分補給する必要がある。これは，たんぱく質代謝産物（尿素，尿酸，クレアチニン，アンモニアなど）の生成を抑制し，腎臓への負担の軽減かつ体たんぱくの崩壊（アミノ酸からの糖新生）を防ぐためである。指示栄養量にもよるが，低たんぱく質食のたんぱく質エネルギー比率は 8 〜12%とし，脂質エネルギー比率は20〜25%，動物性たんぱく質比は50%以上を目標とする。また，食塩制限が必要なことが多く，さらに病態に応じてカリウム，リン，水分などの調節も必要となる。

② 適応疾患

低たんぱく質食は，たんぱく質代謝産物の処理が十分に行われない腎疾患，肝硬変症・肝不全に適し，高たんぱく質食は，たんぱく質代謝が亢進している熱傷や低栄養，栄養失調に適する。本項では，腎疾患（慢性腎臓病，慢性腎不全（保存期），透析，<u>糖尿病腎症</u>），肝疾患（肝硬変非代償期・肝不全）に適応される低たんぱく質食を扱う。

なお，近年，増加傾向にある糖尿病腎症患者にはPC食ではなく，エネルギー量とたんぱく質を調整したエネルギー・たんぱく質コントロール食（EP食）という食種が新たに食事基準に作成され，用いられていることが多い。

③ 食品選択と調理のポイント

たんぱく質を制限することによって食事内容が単調になりやすく，副食，特に主菜の量が少なくなるので，嗜好や季節感を取り入れながらボリューム感をもたせる必要がある。

たんぱく質を制限した上でエネルギーを確保するためには，エネルギー含有量が高く低たんぱく質である治療用特殊食品（でんぷん製品，たんぱく質調整ご飯，粉あめなど）の利用が欠かせない。

1 腎疾患

❶ 慢性腎臓病（chronic kidney disease：CKD）

① 特　徴

慢性腎臓病（CKD）には，慢性糸球体腎炎，糖尿病腎症，腎硬化症，IgA腎症，多発性嚢胞腎などから，慢性腎不全，さらには透析や移植に至るまで広範な疾患が含まれる。CKDの多くは糖尿病，肥満症，高血圧症，メタボリックシンドロームなどの生活習慣病に関連した腎障害や，加齢による腎機能低下である。特に高血圧，糖尿病，喫煙は危険因子として重要である。

② 食事療法

CKDの食事療法は，同一疾患であっても症状の程度により異なる。疾病の進行状態によって，患者個々に細かく対応することが重要である。食事療法の主な目的は，①水，電解質バランスの維持，②終末代謝産物の体内蓄積の抑制，③腎機能低下の進行抑制，④栄養状態の維持である。食事療法の基本は，食塩制限，たんぱく質制限，適正で十分なエネルギー摂取である。その他病態に応じてカリウム，リンの制限を行う。

❸ 栄養基準 ⋯⋯

CKDステージによる食事療法基準を**表3-38**に示す。

- エネルギーは，性，年齢，身体活動レベルなどを考慮し，25～35 kcal/kg標準体重/日を基本とし，身体所見や検査所見などの推移により適宜変更する。

- たんぱく質は，標準的治療としてステージG3aでは0.8～1.0 g/kg標準体重/日，ステージG3b以降では0.6～0.8 g/kg標準体重/日とする。糖尿病性腎症などではステージG4以降で0.6～0.8 g/kg標準体重/日としてもよい。十分なエネルギーの確保が必要で，サルコペニア，Protein-energy wasting（PEW），フレイルなどの発症に注意が必要である。より厳格なたんぱく質制限では，治療用特殊食品を使用する。

- 食塩は，ステージにかかわらず6 g/日未満とし，3 g/日未満の過度の食塩制限は推奨しない。ただし，ステージG1～G2で高血圧や体液過剰を伴わない場合には，過剰摂取を避けることを優先し，日本人の食事摂取基準の性別の目標量を当面の達成目標としてもよい。

- カリウムは，ステージG3aまでは制限せず，G3bでは2,000 mg/日以下，G4～G5では1,500 mg/日以下を目標とする。血清カリウム値を参考に，薬剤の副作用や合併症をチェックし，必要に応じて制限する。たんぱく質の制限によりカリウムも制限されるため，総合的な対応が必要である。

- リンは，たんぱく質の摂取と関連付け，1日の総摂取量と検査値を合わせて評価する。食品のリンの利用率やリン/たんぱく質比なども考慮する。

表3-38 CKDステージによる食事療法基準

ステージ（GFR）	エネルギー（kcal/kgBW/日）	たんぱく質（g/kgBW/日）	食 塩（g/日）	カリウム（mg/日）
ステージ1（GFR≧90）	25～35	過剰な摂取をしない	3≦ ＜6	制限なし
ステージ2（GFR 60～89）		過剰な摂取をしない		制限なし
ステージ3a（GFR 45～59）		0.8～1.0		制限なし
ステージ3b（GFR 30～44）		0.6～0.8		≦2,000
ステージ4（GFR 15～29）		0.6～0.8		≦1,500
ステージ5（GFR＜15）		0.6～0.8		≦1,500
5D（透析療法中）	別 表			

注）・エネルギーや栄養素は，適正な量を設定するために，合併する疾患（糖尿病，肥満など）のガイドラインなどを参照して病態に応じて調整する。性別，年齢，身体活動度などにより異なる。
　・体重は基本的に標準体重（BMI＝22）を用いる。
資料）日本腎臓学会編：慢性腎臓病に対する食事療法基準2014年版，東京医学社，2014

腎臓病食品交換表は，腎臓病患者のための食事管理のツールとして，たんぱく質のコントロールを容易にする。

腎臓病食品交換表では，食品を「Ⅰ.たんぱく質を含む食品」を「表1」〜「表4」と，「Ⅱ.たんぱく質を含まない食品」でエネルギー源となる食品を「表5」，「表6」に分類し，示している（表3-39）。

表3-39 腎臓病食品交換表の食品分類

食品分類			単位	たんぱく質	1単位の平均エネルギー
Ⅰ. たんぱく質を含む食品					
表1	主食	ご飯：ご飯・粉	1単位	3g	150kcal
		パン・めん：パン・めん			
		その他			
表2	副食・デザート	果実：果実	1単位	3g	150kcal
		種実：種実			
		いも：いも			
表3	副食・付け合わせ	野菜：野菜	1単位	3g	50kcal
表4	メインとなる副食（主菜）	魚介：魚	1単位	3g	30kcal
		魚介：水産練り製品			
		魚介：貝			
		魚介：いか・たこ・えび・かにほか			
		肉：獣鳥肉			
		卵：卵			
		豆とその製品：豆・豆製品			
		乳とその製品：乳・乳製品			
Ⅱ. たんぱく質を含まない食品					
表5	エネルギー源となる食品	砂糖：砂糖	−	−	不足エネルギーを補う
		甘味品：甘味品			
		ジャム：ジャム			
		ジュース：ジュース			
		ジュース：嗜好飲料			
		でんぷん：でんぷん			
表6	エネルギー源となる食品	油脂：油・その他	−	−	
別表	別表1〜5	別表1 きのこ・海藻・こんにゃく 別表2 嗜好飲料〈アルコール飲料〉〈茶・コーヒーほか〉 別表3 菓子 別表4 調味料 別表5 調理加工食品			
特殊	治療用特殊食品	エネルギー調整食品 たんぱく質調整食品 食塩調整食品 リン調整食品			

資料）黒川清監修，中尾俊之・小沢尚・酒井謙他編：腎臓病食品交換表－治療食の基準第9版, p.23, 医歯薬出版, 2016

　　たんぱく質を含む食品の「**表1**」〜「**表4**」は，たんぱく質を3g含む食品重量を1単位として，その正味重量をgで示し，それぞれの表の食品グループは，表に示してあるg数を単位として交換して使用できる。また，たんぱく質を含む食品は，表ごとに1単位の平均エネルギー量が示され，エネルギー量を概算できる。

　　たんぱく質をほとんど含まないでエネルギー源となる食品「**表5**」，「**表6**」は，エネルギー100kcal当たりの食品の正味g数で示されている。

　　「**別表1〜5**」の食品は，それぞれ異なる性質をもっている。食塩やたんぱく質量，ミネラルや水分量に注意して使用する。その他に腎臓病の治療用特殊食品が取りまとめられている。

　　活用の手順は，以下のとおりである。

・1日の指示たんぱく質量から単位を決定する。

　　1日の指示たんぱく質量（g）を1単位の3gで除して（指示たんぱく質g÷3g/単位），単位数に換算する。

・たんぱく質の単位を「**表1**」〜「**表4**」に配分し，指示エネルギー量を確保する。

　　1日の単位数を「**表1**」〜「**表4**」に適宜配分し，各「**表**」ごとの1単位当たりの平均エネルギー量を乗じ，「**表1**」〜「**表4**」のそれぞれのエネルギー量を合計する。この合計したエネルギー量を指示エネルギー量から差し引き，不足のエネルギー量を「**表5**」，「**表6**」により補う。

・朝食，昼食，夕食，間食に単位を配分する。

　　「**表1〜4**」への単位配分の設定の後，朝食，昼食，夕食（または間食）の3回の食事にほぼ均等な単位数に分ける。また「**別表1〜5**」を症例の治療方針（カリウム，カルシウム，リン，ナトリウム，水分などの指示）に従って，適宜用いる。

・治療用特殊食品を使用する。

　　「**表5**」，「**表6**」によって補っても，さらにエネルギーが不足する場合や，たんぱく質の制限が厳しく，その中で動物性たんぱく質を十分に確保する場合には，治療用特殊食品の特徴を考慮して使用する。

5 **献立計画** ⋯⋯⋯⋯⋯⋯⋯⋯⋯⋯⋯⋯⋯⋯⋯⋯⋯⋯⋯⋯⋯⋯⋯⋯⋯⋯⋯⋯⋯⋯⋯⋯⋯⋯

　　慢性腎不全（保存期）の項を参照。

6 **食品選択と調理のポイント** ⋯⋯⋯⋯⋯⋯⋯⋯⋯⋯⋯⋯⋯⋯⋯⋯⋯⋯⋯⋯⋯⋯⋯⋯

　　慢性腎不全（保存期）の項を参照。

2 **慢性腎不全（保存期）**

1 **特　徴** ⋯⋯⋯⋯⋯⋯⋯⋯⋯⋯⋯⋯⋯⋯⋯⋯⋯⋯⋯⋯⋯⋯⋯⋯⋯⋯⋯⋯⋯⋯⋯⋯⋯⋯

　　腎臓病が進行し，機能が通常の30％程度まで低下した状態を腎不全という。腎臓は必要最低限の働きしかできなくなるため，全身にさまざまな障害が現れる。腎不全では，血液をろ過する働きが低下し，尿として排泄すべき老廃物や有害物質が体内に貯留するようになる。また，体内の水分量を調節する働きが失われると，水分が過剰に蓄積し，浮腫や心不全が起こる。さらに，赤血球の産生を促進するエリスロポエチンが正常に分

泌されなくなり，腎性貧血をきたす。

2 食事療法

透析療法導入前における慢性腎不全の食事療法は，腎機能の保持と尿毒症の進行抑制を目的とする。高血圧とたんぱく質の過剰摂取は腎機能障害を進行させるため，食事において十分コントロールしなければならない。

3 栄養基準

慢性腎臓病の栄養基準（p.57）を参照。

4 献立計画（表3-40）

低たんぱく質の食事では，1日のたんぱく質量が40g，30gというように通常の食事の約1/2 〜 1/3量となる。たんぱく質量は，朝・昼・夕食の3食に約10g程度を目安に分けて使用したり，1，2食にたんぱく質を重点的に使用する。

表3-40 たんぱく質コントロール食の食品構成

エネルギー 2,000kcal，たんぱく質 30〜40gの例

食品群			分量(g)	エネルギー(kcal)	たんぱく質(g)	脂質(g)	炭水化物(g)	食塩相当量(g)	水分(g)	カリウム(mg)	リン(g)
炭水化物性食品	米類	低たんぱくご飯1/25	180	292	0.2	0.7	71.1	0.0	108.0		27
	パン類	低たんぱくパンなど	100	310	1.7	3.9	67.1	0.4	13.5	30	37
	麺類	でんぷん製品	100	346	0.3	0.5	85.0	0.0	14.2	6	27
	その他の穀類・種実類										
	いも及びでんぷん類		90	85	1.4	0.0	19.4	0.0	66.7	398	36
	砂糖及び甘味類		25	91	0.0	0.0	23.5	0.0	0.0	3	0
	果実類 缶詰		100	63	0.0	0.0	15.1	0.0	88.1	101	0
	菓子類										
野菜類	緑黄色野菜		100	29	1.7	0.1	6.5	0.0	91.5	360	39
	その他の野菜		200	50	2.2	0.2	11.8	0.0	184.2	452	70
たんぱく質性食品	肉類（生）		40	68	7.7	3.7	0.0	0.1	25.8	128	78
	魚介類（生）		40	57	7.7	2.5	0.0	0.2	28.6	135	93
	卵類		50	76	6.3	5.4	0.2	0.2	35.4	59	96
	豆類		10	23	1.6	1.7	3.9	0.0	6.3	22	22
	乳類	牛乳	30	20	1.0	1.1	1.4	0.0	26.3	45	28
		その他の乳類	10	6	0.3	0.1	1.1	0.0	7.8	9	5
油脂類	動物性		10	69	0.0	8.6	0.0	0.2	0.0	0	0
	植物性		25	211	0.4	22.4	0.4	0.1	0.0	12	10
藻類			5	3	0.4	0.0	1.2	0.2	3.1	75	5
調味料及び香辛料類								4.0g未満			
エネルギー補充のための特殊食品類				200	0.0						
計				1,999	32.9	50.9	307.7	6.0g未満	699.5	1,835	573
エネルギー産生栄養素バランス			P：6〜7％，F：20〜25％，C：60〜70％				動物性たんぱく質比		69.9%		

　少量のたんぱく質でボリューム感を出すとともに，主食をしっかり摂取でき，でんぷん製品を多用し甘さを抑え，油っぽさや減塩を感じさせない献立作成が必要である。主食と主菜が一体となった料理を組み入れることも工夫の一つである（チャーハン，スパゲッティ，お好み焼き，焼きそば，カレーなど）。

　腎機能の低下に伴い，ビタミンB$_1$，B$_2$，B$_6$，C，E，葉酸，亜鉛，銅，カルシウムなどが不足しやすくなる。場合によっては保健機能食品での補給も検討する。

5 **食品選択と調理のポイント** ⋯⋯⋯⋯⋯⋯⋯⋯⋯⋯⋯⋯⋯⋯⋯⋯⋯⋯⋯⋯⋯⋯⋯⋯⋯⋯⋯⋯⋯⋯⋯⋯

　たんぱく質源となる食品は，アミノ酸スコアのよいものを中心に少量多品目となるよう選択する。加工食品（ハム，ソーセージ，ちくわ，かまぼこなど）はできるだけ避ける。たんぱく質の制限が厳しい場合は，でんぷん米，たんぱく質調整ごはんやパン，麺などの主食を活用する。たんぱく質食品は動物性食品を中心とし，各料理に分散させずに主菜にまとめて使用する。殻付きの貝類や尾頭付きの魚介類，骨付きの肉・魚などを使用して，カサの減らない素材による料理を工夫する。

　エネルギーは，不足しないように摂取することが重要である。たんぱく質を制限するとエネルギー量も少なくなる傾向があるが，副食にはるさめやくず，片栗粉，タピオカ，いも類などのでんぷんの多い食品をできるだけ多く使用する。油脂は，脂質エネルギー比を考慮しながら，バター，マヨネーズ，卵黄，乳脂肪などの乳化脂肪や，MCT（中鎖脂肪酸；medium chain triglyceride）油を使用する。

　たんぱく質制限では，n-3系脂肪酸が摂取しにくいため，可能な限り脂質の多い魚やしそ油などを選択する。揚げ物の多用は食べにくさにつながるので，マヨネーズやバター，生クリームを調味料やスープに使用したり，酢を加えた料理（マリネや南蛮漬けなど）で味や口当たりに変化をもたせる。

　また，厳しいたんぱく質制限食では，でんぷん糖や油脂であるエネルギー治療用特殊食品（粉あめ，MCT食品）を利用し，エネルギーの補充を行う（表3-41）。

　調理済み食品など，成分値が不明確な食品はできるだけ避けるようにする。患者の食習慣，嗜好を考慮して，できるだけ多種類の新鮮な食品を用いた調理とする。

　減塩食は，食欲低下を招きやすいので，さまざまな減塩の工夫を活用し，薄味でもおいしく食べられるよう調理する（p.49，高血圧症の食事療法を参照）。ナトリウム，カリウム，リンなどを除いた調味料や漬け物，梅干しなどの治療用食品も使用できる。

　カリウムは，ほとんどすべての食品に含まれている。豆類，いも及びでんぷん類，藻類，野菜類，果物類は量と組み合わせに注意して使用する。茹でこぼしにより減ずることが可能なので，生のままではなく調理や下処理を行う。

表3-41 エネルギー調整食品，たんぱく質調整食品，食塩調整食品の例

		品名		エネルギー (kcal)	水分 (g)	たんぱく質 (g)	脂質 (g)	炭水化物 糖質 (g)	食物繊維 (g)	ナトリウム (mg)	カリウム (mg)	カルシウム (mg)	リン (mg)	鉄 (mg)	食塩相当量 (g)
主食	ごはん	ピーエルシーごはん炊き上げ一番1/25*1	1個(180g)当たり	300	105.1	0.18	0.3~1.4	73.7		1~5	0	-	24	-	0
		ゆめごはん1/35トレー*2	1個(180g)当たり	299	106.6	0.13	0.9	72.5	0	4	0.4	9	22	-	0.01
	米	ピーエルシー米1/20*1	100g当たり	342	16.0	0.24	1.3	82.3		3	1	-	28	-	0~0.01
		キッセイゆめ1/25(炊飯用)*2	100g当たり	353	14.0	0.2	2.3	82.0	1.5	10	7	12	38	-	0.03
		1/25越後米粒タイプ*3	100g当たり	303.2	20~28	0.2	0~2.2	73	1.8	0~21.5	0~8.4	-	4.7~30.9	-	0~0.05
	でんぷん米	でんぷん米げんたくん*2	100g当たり	356	-	0.3	0.6	87.4		46	33	-	26	-	0.12
	粥	1/10越後おかゆ*3	パウチタイプ1袋150g	66.1	-	0.14	0.15	16.3		-	1.5	-	4.5	-	0.02
	餅	グンプンでんぷんもち*4	1枚(45g)当たり	89	22.8	0.1	0.05	22.1		5	1	-	5	-	0.01
	パスタ	アプロテン たんぱく調整パスタタイプ麺*6	100g当たり	357	11.6	0.4	0.7	87.2		18	15	-	19	-	0.05
	ラーメン	ジンゾウ先生のでんぷん生ラーメン*7	100g当たり	283	29	0.2	0.2	70		27	6	-	20	-	0.1
	そば	げんたそば*2	乾麺100g当たり	352	-	2.4	0.8	83.7		2~7	93	13	51.5	-	0.01~0.02
粉製品		グンプンのT.T小麦粉*4	100g当たり	355	12.1	5.3	0.9	81.4		3.5	73.4	15.5	66.2	-	0.01
		米パン粉*8	100g当たり	418	6.5	2	9.9	80.1		460	39	-	45	-	1.2
		ジンゾウ先生のでんぷん薄力粉*7	100g当たり	360	10	0.2	0.5	89		69	10	-	32	-	0.2
調味料		だしわりしょうゆ*9	100g当たり	65	78.1	3.3	0	11.1		3160	28	7.6	36.5	-	8.0
		ブルドック塩分50%カット 中濃ソース*10	100g当たり	142	60.9	1.3	0.2	32.9		986	-	-	-	-	2.5
		ジャネフ プロチョイス マヨネーズタイプ*11	100g当たり	720	17.5	0.3	78.6	1.9		465	2.6	-	7.3	-	1.2
		中華スープの素*5	1袋(8.4g)当たり	27	0.1	0.9		5.6		659	8.4	-	2.9	-	1.7
でんぷん糖・油脂類		粉飴 顆粒*12	100g当たり	384	4.0	0	0	96.0		0~5	0~5	-	0~5	-	0~0.01
		マクトンオイル*2	100g当たり	900	-	0	100	0	0	0	-	-	-	-	0
		マクトンゼロパウダー*2	100g当たり	789	1.3	0	78.9	19.8		25.3	1.6	5.3	1.3	-	0.06
菓子・デザート		たんぱく質調整純米せんべい サラダ味*3	5枚(約16g)当たり	100	-	0.2	7.2	9.7		19	22	2	5	-	0.05
		カルシウムあられ カル次郎*5	1袋(8g)当たり	47	0.2	0.4	3.3	3.8		37	5	150	44	-	0.09
		ニューマクトンクッキー*2	1枚(9.3g)当たり	50	0.2	0.3	2.8	6.0		0	4	1	3	-	0.01
		たんぱく調整チョコレート*13	1枚(8.5g)当たり	50	-	0.15	3.4	4.8	0.16	1	10	-	5.4	-	0.003
		カルシウムまんじゅう こしあん*5	1個(18g)当たり	53	3.9	1.3	0.3	11	0.7	20	20	200	15	0.2	0.05
		カロリー&カルシウムみかん味*1	1個(80g)当たり	160	39.8	0.1	0	40		12	10	150	0~2	-	0
		はい!ババロア ストロベリー味*14	1個(76g)当たり	150	44	0.1	8.2	18.3	3.1	22	7	-	-	-	0
飲料		明治低カリウム飲む緑黄色野菜&フルーツ*15	1本(125mL)当たり	53	116.6	0	0	13.3		-	-	-	-	-	0
		元気ジンジン レモン*5	1本(100mL)当たり	125	78	0	0	29.9	5.5	1	9	100	2.2	0	0

注)0＝未検出，Tr＝微量，–＝未測定

＊1 ホリカフーズ，＊2 キッセイ薬品工業，＊3 木徳神糧，＊4 グンプン，＊5 ヘルシーフード，＊6 ハインツ日本，＊7 オトコーポレーション，＊8 バイオテックジャパン，＊9 日清オイリオグループ，＊10 ブルドックソース，＊11 キユーピー，＊12 H+Bライフサイエンス，＊13 アイクレオ，＊14 ニュートリー，＊15 明治

③ 透 析

① 特 徴

　透析治療には，血液透析（hemo dialysis：HD）と腹膜透析（peritoneal dialysis：PD）の方法がある。

　血液透析は，血液をバスキュラーアクセスからダイアライザ（人工腎臓）に導いて，ダイアライザを介して尿毒症性物質や水分を除去し，欠乏物質を補充する方法である。

　腹膜透析は，腹腔内に透析液の注液と排液を繰り返し，腹膜を介して血液透析と同様，不要物の除去と欠乏物質の補充を行う方法である。

　血液透析は，通常，1回4時間，週3回行われる。腹膜透析は，24時間持続して行う連続携行式腹膜透析（continuous ambulatory peritoneal dialysis：CAPD）と，就寝中に器械で自動的に透析液の交換を行う自動腹膜透析（automated peritoneal dialysis：APD）に大別される。

② 食事療法

　近年，透析機器や薬剤，技術の進歩により透析治療効果は著しく向上しているが，腎臓の機能を100％代替することはできない。したがって，良好な栄養状態や体力を維持し，合併症を予防しながら安定した透析療法を続けるためには食事療法が必須である。

・血液透析

- 透析間の過度な体液貯留を防ぐため，水分と食塩制限が必要である。
- 不整脈の原因となる高カリウム血症を防ぐため，摂取カリウムのコントロールが必要である。
- リンのコントロール不良は，骨異常や血管石灰化，心筋梗塞，脳梗塞の原因となるため，リン摂取量のコントロールが必要になる。
- 透析によるたんぱく質喪失を認め，また，血液透析によりたんぱく質の代謝産物が除去できるので，慢性腎不全保存期よりたんぱく質コントロールは緩和される。
- 低栄養状態を引き起こし，予後不良の一因になるエネルギーとたんぱく質摂取不足を避ける。

・腹膜透析

- 腹膜透析は，ブドウ糖の浸透圧を利用して不用物質の除去を行うため，食事で確保するエネルギーは，腹膜透析液から吸収されるエネルギーを差し引く。一般的に2L，4時間貯留時のブドウ糖吸収エネルギーは，1.5％ブドウ糖濃度で約70kcal，2.5％ブドウ糖濃度で約120kcal，4.25％ブドウ糖濃度で約220kcalとされている。
- たんぱく質の喪失は血液透析より多い。しかし，エネルギー摂取が適正であれば，栄養状態の悪化を認めず，むしろたんぱく質を多くとりすぎると高リン血症のリスクが高まることや，残腎機能に悪影響を及ぼすことが知られている。
- 腹膜透析液にカリウムが含まれていないので，通常，カリウム制限は不要。
- 水分，食塩，リンコントロールは血液透析と同様に必要である。

病院食

第3章

表3-42 CKDステージによる食事療法基準（成人）

ステージ5D	エネルギー (kcal/kgBW/日)	たんぱく質 (g/kgBW/日)	食 塩 (g/日)	水 分	カリウム (mg/日)	リ ン (mg/日)
血液透析 （週3回）	30〜35 [*1,*2]	0.9〜1.2 [*1]	< 6 [*3]	できるだけ 少なく	≦ 2,000	≦たんぱく質 （g）×15
腹膜透析	30〜35 [*1,*2,*4]	0.9〜1.2 [*1]	PD除水量（L） ×7.5 ＋尿量（L）×5	PD除水量（L） ＋尿量	制限なし [*5]	≦たんぱく質 （g）×15

[*1] 体重は，基本的に標準体重（BMI = 22）を用いる。
[*2] 性別，年齢，合併症，身体活動度により異なる。
[*3] 尿量，身体活動度，体格，栄養状態，透析間体重増加を考慮して適宜調整する。
[*4] 腹膜吸収ブドウ糖からのエネルギー分を差し引く。
[*5] 高カリウム血症を認める場合には，血液透析同様に制限する。
資料）日本腎臓学会編：慢性腎臓病に対する食事療法基準2014年版. 東京医学社，2014を一部改変

3 **栄養基準** ⋯⋯⋯⋯⋯⋯⋯⋯⋯⋯⋯⋯⋯⋯⋯⋯⋯⋯⋯⋯⋯⋯⋯⋯⋯⋯⋯⋯⋯⋯⋯⋯⋯⋯⋯⋯

血液透析，腹膜透析の食事療法基準を**表3-42**に示す。

4 **食品成分表と腎臓病食品交換表による栄養管理** ⋯⋯⋯⋯⋯⋯⋯⋯⋯⋯⋯⋯⋯⋯

- **食品成分表（日本食品標準成分表2015年版）**
  - 多くの食品100g当たりの各種栄養素が示されているため，栄養基準により近い献立計画が可能である。
  - 現在では，食品名や重量などの必要な情報を入力すると，簡便に栄養素量が求められる栄養計算ソフトが販売され，それらの活用は献立計画の時間短縮につながっている。
  - 調理による重量変化がある食品については，食品成分表の重量変化率を活用し，栄養素の補正を行う。例えば「そうめん・ひやむぎ　乾」を100g使用した場合，茹でると約270gの重量となり，水分は12.5gから189gに増え，食塩相当量は3.8gから0.5gに減少する。
- **「腎臓病食品交換表」**
  - 透析患者の食事療法に最低限必要な栄養成分のエネルギー，たんぱく質，水分，カリウム，カルシウム，リン，ナトリウム，食塩の8項目の栄養素が示され，透析食立案の実践ツールとして活用されている。
  - 食品分類や使用方法に関しては，腎臓病食品交換表の使い方（p.58）を参照すること。

5 **献立計画** ⋯⋯⋯⋯⋯⋯⋯⋯⋯⋯⋯⋯⋯⋯⋯⋯⋯⋯⋯⋯⋯⋯⋯⋯⋯⋯⋯⋯⋯⋯⋯⋯⋯⋯⋯⋯⋯

毎食，主食は穀類，主菜はたんぱく質性食品，副菜は野菜類を組み合わせると栄養素のバランスがとりやすく，汁物や麺類など水分含有量が多い料理は，1日1回までにすると水分コントロールがしやすい。

なお，日々の各種栄養素の確認は，食品成分表を用いた栄養計算が基本となる。献立作成には，食品構成表を利用すると，主食，主菜，副菜のバランスがとりやすい。その上，献立計画当初から細かな栄養計算をしなくとも，食品構成表に指定した食品重量を使い切ると，概ね栄養基準により近い献立計画が可能であり，最終的な食品成分表での

調整が少なくなる。

血液透析，腹膜透析の食品構成表を**表3-43**に示す。

6 **食品選択と調理のポイント** ··

透析患者の平均年齢は，65歳を超えている。したがって，嗜好や旬，彩り，価格，含有栄養素の特徴などと同様，食機能も考慮した食品選択や調理法が必要となる。

また，腹膜透析ではエネルギー制限が必要なため，主食の使用量を少なくし，料理では砂糖類や油脂類を減らせる料理法を工夫する。

【炭水化物性食品】

- 主食は，毎食一定量摂取する。
- 穀類は，精製度が低いほどカリウム，リンの含有量が多い。1日で摂取する量がほかの食品より多いので，精製度が低い主食のみにしない。
- 全粥食は，米飯に比べ水分が多く，エネルギーが低いため，水分制限は飲水量での調整も必要となる。高エネルギーの治療用食品や栄養補助食品の活用も検討し，エネルギー不足をきたさないようにする。
- いも類は，カリウム含有量が多いため，茹でこぼしてから調理をする。
- 腹膜透析は，腹膜からブドウ糖が吸収されるため，砂糖をできる限り使用しない料理法にする。
- 果物は，缶詰を使用すると生の果物よりカリウム量を減らせるが，腹膜透析ではエネルギー制限のため不向きである。

【野菜類】

- 野菜類（緑黄色野菜・その他の野菜）は，毎食摂取する。
- その他の野菜では，根菜類にカリウムが多いため，その他の野菜の使用量すべてを根菜類とせず，葉物野菜と組み合わせて使用する。

【たんぱく質性食品】

- 朝・昼・夕の3食に，食材のいずれかを重複しないよう主菜として献立に取り入れると，栄養のバランスや変化に富んだ食事になりやすい。
- たんぱく質を多く含む食品は，カリウムやリンも多く含まれていたり，食品によって含有量に大きな差がみられる。食品を交換して用いる際には，重量やほかの料理で栄養素の調整を行う。
- 肉類は，脂身が多い部位は，たんぱく質が少なめでエネルギーが高い。エネルギー調整時には使用する部位に配慮するだけではなく，エネルギーが多くなる調理法や少なくて済む調理法を工夫する。
- 魚介類では，一般的に青魚より白身魚はエネルギーが低い，魚類と比べると貝類やいか，えび，たこはアミノ酸スコアが低い，骨ごと食する小魚はリンを多く含み，n-3系多価不飽和脂肪酸を含むなどの特徴を理解し，食品選択を行う。
- 卵類のリンは，卵黄にほぼ100％含まれているので，卵黄のみを多く使用する料理は避ける。

- 豆腐より納豆のように「粒」の形状をした大豆製品にカリウムが多い。
- 乳製品では，水分含有量が少ないチーズにリン含有量が多く，牛乳は水分が多い。

【油脂類】
- 血液透析では，エネルギー確保のために適宜，油脂を利用する。腹膜透析では使用量を減らしてエネルギーコントロールを行う。また，動物性たんぱく質食品から飽和脂肪酸が自動的に摂取されるため，調理油脂は植物性を選択する。

【藻類】
- 藻類はカリウム量が多くエネルギーが少なく，腹膜透析の献立に活用しやすい食品である。

表3-43　透析の食品構成

【血液透析（身長160cm，標準体重56.3kg）：エネルギー 1,750kcal，たんぱく質60g，食塩6g未満，カリウム2,000mg以下の例】

食品群		分量 (g)	エネルギー (kcal)	たんぱく質 (g)	脂質 (g)	炭水化物 (g)	水分 (g)	カリウム (mg)	リン (mg)	食塩相当量 (g)
炭水化物性食品	米類	200	712	12.2	1.8	154.2	31.2	176	188	0.0
	パン類	100	294	9.2	7.5	47.9	28.9	104	87	1.2
	その他の穀類	10	34	1.0	0.2	6.9	0.0	12	10	0.0
	いも及びでんぷん類	50	47	0.8	0.0	10.8	37.1	221	20	0.0
	砂糖及び甘味類	15	55	0.0	0.0	14.1	0.0	2	0	0.0
	柑橘類	20	9	0.1	0.0	2.1	17.4	29	3	0.0
	その他の果実類	20	12	0.1	0.0	3.1	16.5	48	4	0.0
	加糖加工品	15	9	0.0	0.0	2.3	13.2	15	0	0.0
野菜類	緑黄色野菜	100	29	1.7	0.1	6.5	91.5	360	39	0.0
	その他の野菜類	200	50	2.2	0.2	11.8	184.2	452	70	0.0
たんぱく質性食品	肉類（生）	60	101	11.5	5.6	0.0	38.8	193	116	0.2
	魚介類（生）	60	86	11.5	3.7	0.0	42.9	203	139	0.2
	卵類	50	76	6.3	5.4	0.2	35.4	59	96	0.3
	豆類	50	35	3.2	2.1	0.8	43.2	72	53	0.0
	乳類	40	27	1.3	1.5	1.9	35.0	60	37	0.0
油脂類	植物性	20	138	0.0	17.2	0.0	0.0	0	0	0.4
藻類		1	1	0.1	0.0	0.2	0.6	15	1	0.0
香辛料類及び調味料	食塩[*1]	1	0	0.0	0.0	0.0	0.0	1	0	1.0
	しょうゆ[*1]	12	9	0.9	0.0	1.1	8.0	46	19	1.8
	みそ	8	15	1.0	0.4	1.9	3.2	30	13	0.9
計			1,738	63.0	45.8	265.8	627.0[*2]	2,096[*3]	895[*3]	5.9
PFCエネルギー比		P：15%，F：24%，C：61%				動物性たんぱく質比：49%				

*1 指示食塩量内で適宜，増減する。
*2 食品に含まれる水分であり，調理法による増減が大きい。
*3 生の状態の含有量であり，下処理により減量する。

【調味料及び香辛料類】

- メーカーや製品により食塩量が異なるため，選択する段階から栄養成分表示を確認する。また，減塩調味料を選択する際には，塩化カリウムで塩味を出している減塩調味料は避ける。
- いろいろな種類の調味料を使用して味に変化をつけたり，減塩でもおいしく食べられる調理の工夫を心がける。

【その他】

- 水分制限が厳しいので，汁物，麺類，カレーやシチュー，茶碗蒸しなど，水分含有量が多い料理を組み合わせない。
- その他：食形態の工夫を要する場合の調理は，第4章 介護食（p.112）を参照。

【腹膜透析（身長160cm，標準体重56.3kg，1.5％ブドウ糖濃度2L×2，2.5％ブドウ糖濃度2L×2，尿量200mL，除水800ｍL）：エネルギー1,400kcal，たんぱく質60g，食塩6g未満，カリウム制限なしの例】

食品群		分量(g)	エネルギー(kcal)	たんぱく質(g)	脂質(g)	炭水化物(g)	水分(g)	カリウム(mg)	リン(mg)	食塩相当量(g)
炭水化物性食品	米類	150	534	9.2	1.4	115.7	23.4	132	141	0.0
	パン類	60	176	5.5	4.5	28.7	17.3	62	52	0.7
	その他の穀類	3	10	0.3	0.1	2.1	0.0	4	3	0.0
	いも及びでんぷん類	50	47	0.8	0.0	10.8	37.1	221	20	0.0
	砂糖及び甘味類	5	18	0.0	0.0	4.7	0.0	1	0	0.0
	柑橘類	20	9	0.1	0.0	2.1	17.4	29	3	0.0
	その他の果実類	20	12	0.1	0.0	3.1	16.5	48	4	0.0
	加糖加工品	0	0	0.0	0.0	0.0	0.0	0	0	0.0
野菜類	緑黄色野菜	100	29	1.7	0.1	6.5	91.5	360	39	0.0
	その他の野菜類	200	50	2.2	0.2	11.8	184.2	452	70	0.0
たんぱく質性食品	肉類（生）	80	135	15.4	7.4	0.0	51.7	257	155	0.2
	魚介類（生）	80	114	15.4	5.0	0.0	57.2	270	186	0.2
	卵類	50	76	6.3	5.4	0.2	35.4	59	96	0.3
	豆類	50	35	3.2	2.1	0.8	43.2	72	53	0.0
	乳類	40	27	1.3	1.5	1.9	35.0	60	37	0.0
油脂類	植物性	12	83	0.0	10.3	0.0	0.0	0	0	0.2
藻類		1	1	0.1	0.0	0.2	0.6	15	1	0.0
香辛料類及び調味料	食塩*1	1	0	0.0	0.0	0.0	0.0	1	0	1.0
	しょうゆ*1	12	9	0.9	0.0	1.1	8.0	46	19	1.8
	みそ	8	15	1.0	0.4	1.9	3.2	30	13	0.9
計			1,380	63.3	38.4	191.6	621.7*2	2,118*3	892*3	5.4
PFCエネルギー比		P：15%，F：20%，C：65%*4					動物性たんぱく質比：49%			

*1 指示食塩量内で適宜，増減する。
*2 食品に含まれる水分であり，調理法による増減が大きい。
*3 生の状態の含有量であり，下処理により減量する。
*4 腹膜吸収ブドウ糖を含む。

1 特　徴

　1998年以降，日本における透析療法導入原疾患の1位は糖尿病腎症である。さらに全透析患者に占める割合も1/3を超え，糖尿病腎症による腎不全症例を減らす対策が急務となっている。腎症の進展予防には，肥満是正，禁煙，血糖，血圧，脂質の厳格な管理が重要であり，早期の介入によって寛解も期待できるといわれている。表3-44に糖尿病腎症病期分類とCKD重症度分類との関係を示す。

2 食事療法

・第1期（腎症前期）

　糖尿病食を基本として，血糖管理に努める。

　高血圧合併例には食塩制限を行うが，高齢者においては，過度な食塩制限は食欲を低下させ，脱水状態の助長による腎機能を悪化させる可能性があるため，個々に合わせた調整を行う。

・第2期（早期腎症期）

　第1期（腎症前期）と同様，糖尿病食を基本として，血糖管理，高血圧合併例への食塩制限を行うが，たんぱく質の過剰摂取は好ましくない。

・第3期（顕性腎症期）

　高カリウム血症や高リン血症の予防と腎症抑制のため，たんぱく質と食塩制限が必要になる。たんぱく質の制限量は，個々の病態やリスクを総合的に評価して設定する。

・第4期（腎不全期）

　たんぱく質は，第3期（顕性腎症期）よりさらに厳しく制限し，カリウム制限も必要となる。なお，腎性貧血治療も必要となる時期となり，エネルギー不足は避けなければならない。

表3-44　糖尿病腎症病期分類とCKD重症度分類との関係

アルブミン尿区分			A1	A2	A3
尿アルブミン定量			正常アルブミン尿	微量アルブミン尿	顕性アルブミン尿
尿アルブミン/Cr比（mg/gCr）			30未満	30〜299	300以上
（尿蛋白/Cr比）(g/gCr)					（0.50以上）
GFR区分 (mL/分/1.73m^2)	G1	≧90	第1期 （腎症前期）	第2期 （早期腎症期）	第3期 （顕性腎症期）
	G2	60〜89			
	G3a	45〜59			
	G3b	30〜44			
	G4	15〜29	第4期 （腎不全期）		
	G5	<15			
	（透析療法中）		第5期 （透析療法期）		

資料）日本糖尿病学会編・著：糖尿病治療ガイド2014-2015，p.79，文光堂，2014

・第5期（透析療法期）

透析（p.63）を参照し，水分制限や食塩制限等を実施する。

3 **栄養基準** ······

第1期（腎症前期）～第4期（腎不全期）の食事療法基準を**表3-45**に示す。第5期は**表3-42**(p.64)を参照する。なお，エネルギーは血糖，体重コントロールを目的として25～30kcal/kg体重/日までの制限も考慮する。

表3-45 糖尿病腎症食事療法基準

		総エネルギー[*1] (kcal/kg標準体重/日)	たんぱく質 (g/kg標準体重/日)	食塩相当量	カリウム	食事のポイント
第1期 (腎症前期)		25～30	20％エネルギー以下	高血圧があれば6g未満/日	制限せず	糖尿病食を基本とし，血糖コントロールに努める 脂質管理
第2期 (早期腎症期)		25～30	20％エネルギー以下[*2]	高血圧があれば6g未満/日	制限せず	糖尿病食を基本とし，血糖コントロールに努める 脂質管理 たんぱく質の過剰摂取は好ましくない
第3期 (顕性腎症期)		25～30[*3]	0.8～1.0[*3]g/kg標準体重/日	6g未満/日	制限せず （高カリウム血症があれば<2.0g/日）	脂質管理 たんぱく質制限食
第4期 (腎不全期)		25～35	0.6～0.8g/kg標準体重/日	6g未満/日	<1.5g/日	脂質管理 たんぱく質制限食
第5期 (透析療法期)	血液透析	30～35[*4]	0.9～1.2g/kg標準体重/日	6g未満/日[*5]	<2.0g/日	脂質管理 水分制限 （最大透析間隔日の体重増加を6％未満とする）
	腹膜透析	30～35[*4]	0.9～1.2g/kg標準体重/日	PD除水量（L）×7.5g＋尿量（L）×5g/日	原則制限せず	脂質管理 水分制限

＊1 軽い労作の場合を例示した。
＊2 一般的な糖尿病の食事基準に従う。
＊3 GFR<45では第4期の食事内容への変更も考慮する。
＊4 血糖および体重コントロールを目的として25～30kcal/kg標準体重/日までの制限も考慮する。
＊5 尿量，身体活動度，体格，栄養状態，透析間体重増加を考慮して適宜調整する。
資料）日本糖尿病学会 編・著：糖尿病治療ガイド2018-2019, p.88-89, 文光堂, 2018をもとに作成
注）体重は基本的に標準体重（BMI＝22）を用いる。

　第1期（腎症前期）・第2期（早期腎症期）は糖尿病（p.34），第5期（透析療法期）は透析（p.63）を参照のこと。ここでは，第3期（顕性腎症期）・第4期（腎不全期）について示す。

　厳しい低たんぱく食では，たんぱく質エネルギー比が10％以下となり，必然的に脂質エネルギー比や炭水化物エネルギー比が高まるが，動脈硬化性疾患予防のために脂質エネルギーは25％を超えないように献立を立案する。糖尿病腎症では，高カリウム血症をきたしやすいので，カリウムを多く含む食品をあらかじめ理解しておくと，最終的な栄養素調整段階での献立修正が少なくて済む。一部にネフローゼ状態を呈する場合があり，水分制限が必要な場合もある。表3-46に糖尿病腎症の食品構成表を示す。

５ 食品選択と調理のポイント ··········

【炭水化物性食品】
- たんぱく質を少なく調整した治療用特殊食品の主食を可能な限り利用すると，たんぱく質制限で不足するエネルギーを充足しやすい。
- いも類はカリウム含有量が多いため，茹でこぼしてから調理をする。
- 血糖コントロールに影響を及ぼす砂糖をできる限り使用しない料理法にする。

【野菜類】
- 野菜類（緑黄色野菜・その他の野菜）は毎食摂取する。
- 緑黄色野菜は，その他の野菜に比べてカリウムが多いため，1日に100g程度までに抑える。

【たんぱく質性食品】
- 使用できる量が少ないため，付け合わせなどでボリュームをもたせる。
- 動物性たんぱく質食品を少量でも朝・昼・夕の3食に利用して，鉄吸収率を高める。
- 動物性たんぱく質比は50％以上（可能であれば60％以上を目標とする）を確保する。

【油脂類】
- エネルギーを効率よく確保するために，油脂を用いた料理を献立に取り入れる。
- 血清脂質管理のため，調理油脂は植物性を選択する。

【藻類】
- 藻類は，カリウム量が多くエネルギーが少ない食品であるが，献立に変化をつける目的で少量の使用は可能である。

【調味料及び香辛料類】
- 浮腫等で食塩制限が厳しい場合，減塩調味料を利用する。

【エネルギー補充のための食品類】
- たんぱく質が少なくエネルギーが高いはるさめや片栗粉，くずなどの食品を積極的に料理に用いる。
- たんぱく質が少なくエネルギーが高い治療用特殊食品が多く市販されている。料理や間食に利用すると変化に富んだ食事内容となりやすい。

表3-46 糖尿病腎症の食品構成

【糖尿病腎症 第3期（顕性腎症期）・第4期（腎不全期）（身長160cm，標準体重56.3kg）：エネルギー 1,600kcal，たんぱく質40g，食塩6g未満，カリウム1,500～2,000mg以下の例】

	食品群	分量 (g)	エネルギー (kcal)	たんぱく質 (g)	脂質 (g)	炭水化物 (g)	水分 (g)	カリウム (mg)	リン (mg)	食塩相当量 (g)
炭水化物性食品	米類	80	285	4.9	0.7	61.7	12.5	70	75	0.0
	低たんぱくご飯1/25*1	200	322	0.2	0.8	79.0	122.2	0	30	0.0
	低たんぱくパン*1	100	310	1.7	3.9	67.1	13.5	30	37	0.4
	その他の穀類	3	10	0.3	0.1	2.1	0.0	4	3	0.0
	いも及びでんぷん類	50	47	0.8	0.0	10.8	37.1	221	20	0.0
	砂糖及び甘味類	5	18	0.0	0.0	4.7	0.0	1	0	0.0
	柑橘類	20	9	0.1	0.1	2.1	17.4	29	3	0.0
	その他の果実類	20	12	0.1	0.0	3.1	16.5	48	4	0.0
	加糖加工品	0	0	0.0	0.0	0.0	0.0	0	0	0.0
野菜類	緑黄色野菜	100	29	1.7	0.1	6.5	91.5	360	39	0.0
	その他の野菜類	200	50	2.2	0.2	11.8	184.2	452	70	0.0
たんぱく質性食品	肉類（生）	40	68	7.7	3.7	0.0	25.8	128	78	0.1
	魚介類（生）	50	72	9.6	3.1	0.0	35.8	169	116	0.2
	卵類	40	61	5.0	4.3	0.1	28.3	47	77	0.2
	豆類	40	28	2.6	1.7	0.6	34.5	58	42	0.0
	乳類	40	27	1.3	1.5	1.9	35.0	60	37	0.0
油脂類	植物性	20	138	0.0	17.2	0.0	0.0	0	0	0.4
藻類		1	1	0.1	0.0	0.2	0.6	15	1	0.0
香辛料類及び調味料	食塩*2	1	0	0.0	0.0	0.0	0.0	1	0	1.0
	しょうゆ*2	12	9	0.9	0.0	1.1	8.0	46	19	1.8
	みそ	8	15	1.0	0.4	1.9	3.2	30	13	0.9
エネルギー補充のための特殊食品類*3		25	87	0.0	0.0	21.3	3.6	4	7	0.0
計			1,596	40.1	37.8	276.1	669.7	1,772*4	670*4	5.0
PFCエネルギー比		P：10%，F：21%，C：69%					動物性たんぱく質比：59%			

＊1 たんぱく質を少なく調整した食品を利用すると，主食以外の料理により多くのたんぱく質を振り分けることができる。
＊2 指示食塩量内で適宜，増減する。
＊3 はるさめ，片栗粉，くず，タピオカなどのでんぷん主成分食品。
＊4 生の状態の含有量であり，下処理により減量する。

2 肝疾患

たんぱく質コントロール食が適応される。

肝硬変非代償期・肝不全

1 特徴

- 多くの症例では，血漿アミノ酸インバランスを反映して，フィッシャー比（Fisher比，F比）が低下（BCAA↓/AAA↑モル比）し，肝性脳症発症のリスクが高まっている（p.74，Column参照）。

- 肝臓におけるアルブミン合成能の低下による低アルブミン血症が認められ，同時に肝グリコーゲン量の低下，インスリン抵抗性による糖質利用能の低下で高度のたんぱく質栄養不良（PEM：protein energy malnutrition）の状態にある。

❷ 食事療法

・肝不全用経腸栄養剤と低たんぱく質の併用

肝不全における血漿アミノ酸インバランスは，肝機能の著しい低下の反映であると同時に，全身の栄養状態低下（末梢細胞での栄養効率の低下）をも意味し，肝性脳症の大きな原因の一つでもある。食品の組み合わせによるアミノ酸調整のみでは，血漿アミノ酸インバランス是正は不可能であり，脳症の予防や脳症からの覚醒にはBCAA（分枝アミノ酸）を含む肝不全用経腸栄養剤を食事に併用することとなる。

肝不全用経腸栄養剤はBCAA量が多く，アミノレバンEN®（F比＝39，大塚製薬㈱），ヘパンED®（F比＝61，EAファーマ㈱），リーバクト®（アミノ酸組成はBCAAのみ，EAファーマ㈱）などがある。通常，一般の食事のF比は3.0程度であり，これらの特殊アミノ酸製剤を併用することで7.5〜8.5程度に上昇させることができる。

肝不全用経腸栄養剤を食事と併用する場合，1日の栄養基準のたんぱく質量から肝不全用経腸栄養剤に含まれるアミノ酸のたんぱく質相当量を差し引いた食事の内容とする。（1日の栄養基準のたんぱく質量のうち約1/2を栄養剤で補う場合は相応の低たんぱく質食を用いる。）

・分割食あるいはLESの導入（late evening snack；LES，就寝前軽食摂取）

通常，健常例では肝臓重量の8％に相当する100g前後のグリコーゲンが貯蔵され，食間の食事由来の糖質補給が不足するとグルコースの形で動員され，肝臓でのたんぱく質合成，低血糖防止のために消費されている。また肝グリコーゲンは睡眠時間10時間程度で消費され枯渇するといわれている。

肝硬変症では肝細胞減少，グリコーゲン合成能低下などの理由から肝臓に蓄積されているグリコーゲン量が大きく低下する。また，しばしば高グルカゴン血症が認められ，肝硬変症例では6〜7時間で肝グリコーゲンの枯渇が起こる。これを防ぐため分割食として糖質補給を行う必要がある。

睡眠中・早朝時には，すでに糖質不足状態となっていることが呼気ガス分析などで明らかにされている。この対応策として，就寝前に糖質中心の200kcal程度の軽食摂取（LES）を行うことがある。

・糖尿病合併症例への配慮

肝硬変症に合併した糖尿病あるいは糖尿病に合併した肝硬変症では，血糖コントロール不良は血漿アミノ酸インバランスを助長することがわかっている。細胞内へのグルコース取り込みが悪ければ，そのままたんぱく質合成低下につながる。外科栄養の分野では，糖質は体たんぱく質崩壊抑制効果，たんぱく質の節約作用があるとその重要性があげられている。また，糖尿病を合併していない肝硬変症例でもインスリン抵抗性がみられ，糖質利用低下傾向にある。食事療法では前述したLESと併せ，症例に合わせた

分割食，高食物繊維食が血糖コントロールに有効である。

❸ 栄養基準

　　肝硬変非代償期及び肝不全という病態においては，たんぱく質コントロール食を適応し，低たんぱく質食の実施と肝性脳症予防のための肝不全用経腸栄養剤の併用を行う。その際の栄養基準例を**表3-47**に示す。

❹ 献立計画

　　肝不全用経腸栄養剤を併用した食事では，水分摂取量の増加からの，食事量の減少により食物繊維摂取量も減少し，便秘（腸内での有害アミン類生成→血液データの増悪）を生じると，さらなる食欲不振を招く悪循環に陥りやすい。このような理由から，料理の外観，味やテクスチャー（食味・食感）のめりはり，少量多品目化，分食・食間の設定，生野菜・温野菜料理のバランスなどの面を考慮して献立計画を行う。

　　消化器症状がなければ，常食・常菜の献立とする。食道静脈瘤，胃潰瘍のある場合，軟食・軟菜として使用食品もそれに適したものを使用する。

　　表3-48に食品構成を示す。

❺ 食品選択と調理のポイント

　　肝臓でのアルコール，有害アミン類の解毒機能が極端に低下していることから，調味酒，酒粕などの使用は必要最小限にとどめ，使用する場合は加熱してアルコールを十分に揮発させる。発酵性の強い漬け物（古漬け），嗜好品も控える。

表3-47 たんぱく質コントロール食の栄養基準

【肝不全用経腸栄養剤のエネルギーとたんぱく質量】

包　数	1包		2包		3包	
BCAA経口栄養剤	エネルギー kcal	たんぱく質 g	エネルギー kcal	たんぱく質 g	エネルギー kcal	たんぱく質 g
ヘパンED（1包80g）	310	11.2	620	22.4	930	33.6
アミノレバン（1包50g）	213	13.5	426	27.0	639	40.5
リーバクト（1包41.5g）	14	3.4*	27	6.8*	41	10.3*

* リーバクトのアミノ酸量のたんぱく質相当量への換算は，たんぱく質を構成するアミノ酸残基（アミノ酸の分子量から水1分子量18を引いた値）を想定し，イソロイシン，ロイシンに0.86，バリンに0.85を乗じて算出した値を用いた。

【肝不全用経腸栄養剤ヘパンEDを食事に併用する場合の栄養基準】

栄養基準		I	II	III	IV
エネルギー（kcal）		1,500	1,700	1,900	2,000
たんぱく質（g）		60	70	80	80
食塩相当量（g）		5	5	5	5
内訳	ヘパンED投与基準（g）（包数）	80（1）	120（1.5）	160（2）	160（2）
	エネルギー（kcal）	310	465	620	620
	たんぱく質（g）	11.2	16.8	22.4	22.4
	食事の栄養基準 エネルギー（kcal）	1,200	1,250	1,300	1,400
	たんぱく質（g）	49	53	58	58

表3-48 たんぱく質コントロール食の食品構成

【肝不全用経腸栄養剤ヘパンEDを食事に併用する場合の食品構成】

食品群（g）			Ⅰ	Ⅱ	Ⅲ	Ⅳ
ヘパンED（包数）			80（1）	120（1.5）	160（2）	160（2）
食事	炭水化物性食品	米　飯	300	300	300	300
		パ　ン	40	60	80	80
		麺　類	–	–	–	–
		その他の穀類	–	–	–	–
		いも及びでんぷん類	50	50	80	80
		砂糖及び甘味類	15	20	8	25
		果実類	100	100	100	100
	野菜類	緑黄色野菜	100	100	100	100
		その他の野菜	200	200	200	200
	たんぱく質性食品	肉　類*	40	50	50	50
		魚介類*	50	50	50	50
		卵　類*	25	25	25	25
		豆　類*	100	100	100	100
		乳　類（牛乳）*	100	100	200	200
	油脂類		18	15	10	15
	藻　類		5	5	5	5
	調味料類　みそ		–	–	–	–
*由来のたんぱく質量			(30.5)*	(32.5)*	(35.5)*	(34.5)*

フィッシャー比（Fisher比，Ｆ比）

　肝硬変では，肝機能の著しい低下によって，血漿アミノ酸に不均衡が生じる。これを，アミノ酸インバランスといい，その中で最も特徴のある変動を示すのが，分枝アミノ酸（BCAA：バリン，ロイシン，イソロイシン）の低下と，芳香族アミノ酸（AAA：フェニルアラニン，チロシン）の上昇である。通常，健常者の血漿アミノ酸（モル数）では，分枝アミノ酸が芳香族アミノ酸の3.4倍程度の値をとることがわかっている。

　このBCAAとAAAのモル比を，提唱したFischerの名をとってフィッシャー比（Fischer比，Ｆ比）といい，血漿アミノ酸インバランスの指標とする（計算に用いる芳香族アミノ酸からはトリプトファン除外）。肝機能低下を反映してＦ比は低下する。Ｆ比が1.0以下になる（比の逆転）と，肝性脳症のリスクが高まるといわれる。

$$\text{フィッシャー比} = \frac{\text{分枝アミノ酸（BCAA）}}{\text{芳香族アミノ酸（AAA）}}\text{（モル比）} = \frac{\text{バリン＋ロイシン＋イソロイシン（モル数）}}{\text{フェニルアラニン＋チロシン（モル数）}}$$

（片山一男）

表　食品のフィッシャー比

食品名	1日使用重量（g）	寄与率（%）	Ｆ比*1	加重平均Ｆ比*2
食パン	80	27.7	2.69	3.00
精白米飯	460		2.68	
いも類	50	1.4	2.70	
大豆製品（納豆）	35	10.1	2.50	
淡色辛みそ	13		2.78	
魚類（あじ）	60	15.3	3.16	
肉類（若鶏もも）	70	17.2	3.29	
鶏　卵	50	8.4	3.09	
乳製品（牛乳）	206	8.2	3.45	
野菜類加重平均	420	9.9	1.91	
果実類	100	1.8	3.54	

*1 Ｆ比は各食品中のたんぱく質1g当たりのBCAA/AAA（モル比）。

*2 加重平均Ｆ比は1日の食事の合計。各食品使用重量当たりのたんぱく質量（寄与率）を考慮し計算している。

脂質摂取の注意として，酸化脂質摂取を避けるため，高温加熱油による調理（炒め煮）や揚げ物料理は禁止する。炒め煮は，煮物に油を加える調理方法に変更する。消化器症状がない場合は，香辛料の制限の必要はなく，むしろ積極的に使用する。味覚異常がみられる場合には，個々のケースで調理上の工夫が必要となってくる。

3 脂質コントロール食（FC食）

1 特徴
- 脂質コントロール食は，消化管に対する刺激を緩和させて脂質代謝を改善するために，脂質の量と質を調整した食事である。
- 低脂質食のエネルギー配分は脂質を制限量まで減らし，たんぱく質は必要量を確保する。脂質を減らしたことによる不足エネルギーは，炭水化物で満たすことになる。特に，必須脂肪酸と脂溶性ビタミンの不足には注意する。
- 胃液の分泌を促進するものは避ける。

2 適応疾患
- 脂質の量を制限する急性肝炎（黄疸期），胆石症，膵臓病（急性膵炎，慢性膵炎）などが適応される。

3 食品選択と調理のポイント
- 低脂質食品の利用，食品中の脂質を少なくする調理法が必要である。
- 脂質コントロール食の食品構成を表3-49に示す。

表3-49 脂質コントロール食の食品構成（急性膵炎・慢性膵炎・胆石症の回復期への応用例）

【エネルギー 1,500〜1,600kcal, 脂質15〜20gの例】

	食品群	重量 (g)	エネルギー(kcal)	たんぱく質 (g)	脂質 (g)	炭水化物 (g)
炭水化物性食品	米　飯	460	712	12.2	1.8	154.2
	パ　ン	0	0	0	0	0
	麺　類	–	–	–	–	–
	その他の穀類	–	–	–	–	–
	いも及びでんぷん類	80	106	1.4	0.3	24.6
	砂糖類（粉あめ含む）	50	192	0	0	49.1
	果実類	200	116	1.6	0.2	30.8
野菜類	緑黄色野菜	100	29	1.8	0.1	6.4
	その他の野菜	200	51	2.6	0.2	11.4
たんぱく質性食品	肉類（低脂肪部分）	40	56	8.5	2.1	–
	魚介類（白身）	60	63	11.3	1.4	0.3
	卵　類	30	45	3.2	2.9	1.1
	豆　類（豆腐）	100	64	5.8	3.6	1.8
	乳類（低脂肪乳）	200	92	7.6	4.0	11.0
油脂類		0〜5	35	–	3.7	0.1
藻　類		0〜5	–	–	–	–
調味料類　みそ		10	19	1.3	0.6	2.2
計			1,580	57.3	20.9	293.0

1 肝疾患

急性肝炎

1 特 徴

　主な原因は肝炎ウイルスの感染による発症である。急性期の前駆・初期症状は，軽度の発熱，悪心，全身倦怠感，食欲不振，嘔気など感冒様症状を呈する。また，深窩部の圧迫感，疼痛がある。黄疸が現れるが，この黄疸発現時期を過ぎれば軽快に向かう。肝細胞が炎症によって障害されてダメージを受けると，肝細胞内の酵素が血液中に逸脱してくる。消化吸収障害，食欲不振によって回復期までは摂取エネルギー量，たんぱく質量は低下する。

　肝臓は，消化管から吸収された単糖類とアミノ酸を調節し全身に供給すること，胆汁を作って分泌し，脂肪の消化吸収を助ける重要な役割を担っていることから，肝臓の急性炎症は栄養素代謝に大きく影響してくる。

2 食事療法

　食事療法は，障害された肝細胞の修復を目的とし，必要栄養量を補給することにある。急性肝炎の症例では，数日〜1週間程度の軽度発熱，食欲不振，嘔吐，下痢などの症状を伴う。この時期はこれらの症状に対応した食事の提供，栄養補給を選択し，回復期を待って栄養アセスメントに基づく適正な栄養補給量を確保する。

- 急性期（発病期）〜極期

　著しい食欲不振があり，積極的な栄養補給が困難な場合，エネルギーは20kcal/kg（標準体重）程度を目安にする。黄疸のあるときは，消化管への胆汁分泌量が減少しているので，脂質エネルギー比率は20%以下の脂質コントロール食とし，炭水化物中心のエネルギー補給とする。

- 回復期

　患者の栄養状態に応じた栄養補給を実施し，過剰補給とならないように注意する。肥満がなければ，エネルギー 30〜35kcal/kg/日，たんぱく質1.0〜1.3g/kg/日の設定とする。脂質はエネルギー比率で20〜25%とし，脂質コントロール食は解除する。

3 栄養基準

　表3-50に脂質コントロール食の栄養基準を示す。

表3-50 脂質コントロール食の栄養基準

【急性期（発病期）〜極期の栄養基準】

栄養基準	積極的補給が困難な場合		積極的補給が可能な場合
標準体重60kg（例）	流動食	半固形食	全粥・軟菜
エネルギー （kcal）	1,000	1,200	1,500
たんぱく質 （g）	30	35	55
脂 質 （g）	17	20	30
炭水化物 （g）	180	220	250

注）本栄養基準の適用は発病期からおよそ1週間程度の期間用いるものである。回復期は脂質コントロール食を解除する。

4 食品選択と調理のポイント ··

　食欲不振に対しては，患者の嗜好と摂食可能な食事の形態，料理，食品などについて十分聞き取って実施する。固形食摂取に無理がある場合，流動食から半固形食，軟食で対応する。

①胃停滞時間の短い食品を用いて調理にも配慮する。

②めりはりをつけた味付けにする。

③温食のにおいが原因で吐き気を誘発する場合は，食事は保温せず，冷まして供食する。

④脂質は制限し，揚げ物は禁止する。調理に使用する油脂類は分散して使うようにする。

- 魚類

　鮮度のよいものを選択する。焼き魚，ホイル包み焼き，スープ煮，煮魚，蒸し魚，すり身，そぼろ，はんぺん　など

- 肉類

　そぼろ，肉団子，スープ煮，煮物，蒸し物　など

- 卵類

　半熟卵，温泉卵，ポーチドエッグ，やわらか炒り卵，卵とじ　など

- 大豆製品

　湯豆腐，煮奴，冷奴，生ゆば　など

- 乳・乳製品

　ローファットミルク，スキムミルク，ヨーグルト，ヨーグルトゼリー，フルーツのヨーグルト和え　など

- いも類

　マッシュポテト，粉吹きいも，煮物，蒸しいも，おろしやまいも　など

- 野菜類

　食物繊維が多く，硬い野菜は控える。煮物，お浸し，煮浸し，和え物，酢の物　など

- 果実類

　果汁，果汁・果実のシャーベット，すりおろし，コンポート，フルーツソース，ゼリー　など

- アルコール飲料

　禁止する

2 胆・膵疾患

- 胆道とは，肝細胞の毛細胆管から胆囊，十二指腸乳頭までの胆汁排出経路を指す。
- 肝臓で産生された胆汁は，胆囊で貯留・濃縮される。胆囊管（胆管）は，胆囊から膵臓頭部を通り膵管と合流し，十二指腸乳頭に開くので，胆道と膵臓の疾患は互いに密接な関係をもっている。
- 膵臓は，膵液を生成する外分泌と，インスリン，グルカゴンなどを分泌する内分泌の両方の機能をもつ臓器である。

病院食　第3章

- 胆汁と膵液は，脂質の消化・吸収促進の作用に関与している。
- 膵臓の内分泌機能に障害が起こると糖代謝異常が起こる。

1 胆石症

1 特　徴

- 胆石とは，胆道系に形成された結石のことである。
- 結石が形成された部位により，胆嚢結石，総胆管結石，肝内（胆管）結石などに分けられる。
- 胆石の組成別にみると，コレステロール胆石，色素胆石，その他に分類される。コレステロール胆石が70 〜 80％を占める。
- 疝痛，発熱，黄疸が三大徴候といわれているが，症状を認めないことも少なくない。
- 胆石症の治療は，内科療法と外科療法がある。

2 食事療法

・目的

- 疝痛の発現を予防する。
- 胆石の生成を促進させない。
- 胆汁うっ滞の除去・予防をする。

【治療経過ごとの食事療法の目的】

急性期：疝痛と炎症を抑えることが目的となるため，2 〜 3 日は絶飲食とし，安静を保つ。栄養補給は経静脈栄養とする。疝痛がおさまり経口摂取が可能になったら，糖質を中心とした流動食から開始する。不足の栄養量は経静脈栄養で補う。

回復期：痛みと炎症が消失して，回復に向かい始めた時期をいう。この時期は疝痛発作の再発を防ぐことが目的となる。

安定期：症状が消え，安定した時期，または胆石があっても症状がない時期を指す。胆汁排泄を促進させ，胆汁うっ滞を防止すること，胆石の生成を予防すること，必須脂肪酸不足を防止することが目的となる。また，肥満があると胆石生成の危険率が高くなるため，適正体重を維持する。

・基本方針

胆嚢の収縮・胆汁の分泌を抑えるため，以下のことを心がける。

- 脂質の摂取量を制限する。
- 暴飲暴食，不規則な食事を避ける。
- 刺激物の摂取を控える。
- 食物繊維を十分に摂取する。

3 栄養基準

脂質コントロール食の栄養基準を表 3–51 に示した。

・脂質

脂質の摂取は胆汁の分泌を促し，胆嚢を収縮させ，胆石発作の誘因となるので，摂取

表3-51 脂質コントロール食の栄養基準

	食事形態	エネルギー (kcal/日)	たんぱく質 (g/日)	脂質 (g/日)	糖質 (g/日)
急性期	流動食 【F1】	400	10以下	5以下	100
	五分粥食 【F2】	900	50	10以下	150
回復期または安定期	全粥食 【F3】	1,300	60	20	210
	米飯 【F4】	1,800	70	30	270

量を制限する。安定期でも30 g/日とする。

・コレステロール

　コレステロールは体内でも合成されるが，過剰なコレステロール摂取はコレステロール胆石生成の誘因となる。動物性脂質の摂取量を減らし，食事由来のコレステロール量を300mg/日以下に制限する。

・たんぱく質

　胆汁分泌促進の誘因となるため，初期は制限するが，症状の回復に合わせて少しずつ増量していく。安定期では1.0〜1.2 g/標準体重kg程度とする。

・糖質

　エネルギー産生栄養素のうち，脂質とたんぱく質が制限されるため，主要なエネルギー源となる。安定期以降の過剰摂取は，トリグリセライド（中性脂肪）の増加や肥満の原因となるため，注意が必要である。

・食物繊維

　便秘は腸内圧を高め，胆石発作の誘因になる。食物繊維には便秘予防のほかにコレステロール排泄を促す働きがある。特に水溶性食物繊維を十分に摂取することが望ましい。

4　献立計画

脂質コントロール食の食品構成と献立作成上の留意点は表3-52に準ずる。

5　食品選択と調理のポイント

- 脂質の少ない食品を選ぶ。
- 肉類や牛乳など飽和脂肪酸が多い食品を制限する。多価不飽和脂肪酸の多い食品を選択し，n-6/n-3比は4以下とする。
- 調理に利用できる油は，乳化したバター，マヨネーズなどを選択し，一度に使用せずに回数を分けて使用する。
- 魚類は旬，天然/養殖により脂質量に差があるので注意する。
- たんぱく質食品は，比較的脂質が少なく良質のものを選択する。
- 糖質食品はでんぷんを主体とした食品，果物（酸味の強いものや消化の悪いものは避ける）を利用する。
- 胆汁酸の排泄を促す水溶性食物繊維を十分に摂取する。
- 消化のよい（胃内滞留時間の短い）食品や調理法を選ぶ。

- 味付けが濃いと消化液の分泌が刺激されるので，食塩含量の多い食品，調理加工品やインスタント食品は避ける。
- 胃の運動や胃液の分泌が亢進されると，胆嚢が収縮されるので，刺激物（香辛料，肉エキス，カフェイン，炭酸飲料，アルコールなど）の摂取を避ける。
- 1回の食事量が多いと脂質の摂取量も多くなるため，ほぼ均等にするか頻回食にする。
- 脂溶性ビタミンが不足しないように注意する。

表3-52 脂質コントロール食の食品構成

流動食【F1】

	重 量（g）	エネルギー（kcal）	たんぱく質（g）	脂 質（g）	糖 質（g）
重 湯	450	95	1.4	0.0	21.1
み そ	15	29	1.8	0.8	2.9
果 汁	600	270	2.4	0.6	72.0
計	1,065	394	5.6	1.4	96.0

【献立作成上の留意点】
初期の食事は，糖質を中心にした流動食で脂質を最小限にする。乳製品は使用しない。
資料）国立療養所中野病院（現在は独立行政法人国立国際医療センター病院に統合）約束食事箋

五分粥食【F2】

		重 量（g）	エネルギー（kcal）	たんぱく質（g）	脂 質（g）	糖 質（g）
炭水化物性食品	五分粥	750	270	3.8	0.8	58.5
	いも類	80	75	1.3	0.0	16.2
	砂糖類	25	91	0.0	0.0	23.5
	果実類[*1]	50	32	0.0	0.0	7.6
野菜類	緑黄色野菜類	100	29	1.7	0.1	3.9
	その他の野菜類	200	50	2.2	0.2	7.8
たんぱく質性食品	肉 類[*2]	20	24	4.5	0.6	0.1
	魚介類[*2]	140	133	26.5	2.4	0.1
	豆 類　豆腐	100	70	6.4	4.2	1.0
	乳 類　乳製品[*3]	100	67	4.3	0.2	11.9
調味料類　みそ		15	29	1.8	0.8	2.9
計		1,580	870	52.5	9.3	133.5

【献立作成上の留意点】
一般分粥食に準ずるが，脂質制限のため肉類と魚介類は，脂質含有量5％以下とする。乳製品はヨーグルトを使用し，調理用油脂類は使用しない。
＊1　缶詰，コンポートなどを使用する。
＊2　脂質5％以下の部位を使用する。
＊3　ヨーグルト，乳酸菌飲料など脱脂乳製品を用いる。

資料）国立療養所中野病院（現在は国立研究開発法人国立国際医療研究センター病院に統合）約束食事箋

全粥食【F3】

		重 量（g）	エネルギー(kcal)	たんぱく質(g)	脂 質（g）	糖 質（g）
炭水化物性食品	全 粥	900	639	9.9	0.9	140.4
	いも類	100	94	1.6	0.0	20.3
	砂糖類	12	44	0.0	0.0	11.3
	果実類	100	58	0.5	0.0	14.4
野菜類	緑黄色野菜類	150	44	2.6	0.2	5.9
	その他の野菜類	250	63	2.8	0.3	9.8
たんぱく質性食品	肉 類[*1]	60	73	13.4	1.7	0.2
	魚介類[*2]	70	85	13.2	3.2	0.0
	卵 類	30	45	3.7	3.1	0.1
	豆 類　豆腐	100	70	6.4	4.2	1.0
	乳 類　乳製品[*3]	100	67	4.3	0.2	11.9
油脂類		3	25	0.0	2.7	0.0
調味料類　みそ		15	29	1.8	0.8	2.9
計		1,890	1,336	60.2	17.3	218.2

【献立作成上の留意点】
肉類は脂質5%以下，魚介類は脂質10%以下の食材を選択する。乳製品はヨーグルトとする。調理法は油脂の使用量が少ないので，煮物，蒸し物が主となる。胃内停滞時間が長くならないように繊維の多い野菜や多量の藻類は避ける。

＊1　脂質 5 ％以下の部位を使用する。
＊2　脂質10％以下の部位を使用する。
＊3　ヨーグルト，乳酸菌飲料など脱脂乳製品を用いる。

資料）国立療養所中野病院（現在は国立研究開発法人国立国際医療研究センター病院に統合）約束食事箋

米飯【F4】

		重 量（g）	エネルギー(kcal)	たんぱく質(g)	脂 質（g）	糖 質（g）
炭水化物性食品	米 飯	600	1,008	15.0	1.8	222.6
	いも類	100	94	1.6	0.0	20.3
	砂糖類	12	44	0.0	0.0	11.3
	果実類	100	58	0.5	0.0	14.4
野菜類	緑黄色野菜類	150	44	2.6	0.2	5.9
	その他の野菜類	250	63	2.8	0.3	9.8
たんぱく質性食品	肉 類[*1]	60	73	13.4	1.7	0.2
	魚介類[*2]	70	85	13.2	3.2	0.0
	卵 類	50	76	6.2	5.2	0.2
	豆 類　豆腐	50	35	3.2	2.1	0.5
	乳 類　牛乳	200	134	6.6	7.6	9.6
油脂類		6	50	0.0	5.4	0.0
調味料類　みそ		15	29	1.8	0.8	2.9
計		1,663	1,793	66.9	28.3	297.7

【献立作成上の留意点】
脂質摂取範囲内（30g/日以下）であれば，調理方法は特に限定しない。ただし，1 回にまとめて脂質摂取をするのではなく，少量ずつ多数回に分けて摂取するようにする。魚介類は脂質10％以下，肉類は 5 ％以下の食材を選択する。乳製品は牛乳を用いる。

＊1　脂質 5 ％以下の部位を使用する。
＊2　脂質10％以下の部位を使用する。

資料）国立療養所中野病院（現在は国立研究開発法人国立国際医療研究センター病院に統合）約束食事箋

② 急性膵炎

① 特　徴
- 活性化された膵酵素が膵臓自体を消化してしまうことにより，膵臓や関連器官に急激な炎症が起こる病気である。
- 原因は40％がアルコール性，20％が胆石性，25％が原因不明の特発性である。
- 上腹部痛で発症し，激しい心窩部痛が持続し，背部に放散する。悪心，嘔吐，発熱が起こる。
- 重症の場合はショック状態になり，多臓器不全を起こす。
- 治療方法は薬物療法と食事療法がある。

② 食事療法

・目的
- 膵液の分泌を抑制し，膵臓の安静化を図る。
- 膵炎の再発や合併症を防ぐ。

【治療経過ごとの食事療法の目的】

発症直後：経口摂取は，胃液分泌，自律神経や消化管ホルモンの膵外分泌刺激を誘発し，疼痛が起こる。絶飲食とし，膵臓の安静を保ち，末梢静脈栄養による水分・栄養補給を行う。腸管合併症がない場合は，経腸栄養による栄養補給を行う。

回復期：早急な食事の開始は再発や合併症の原因になるので注意する。腹痛の消失，血中膵酵素（リパーゼ）値などを指標として経口摂取を始める。経口栄養は，水分のみの投与から開始する。1〜数日間様子をみた上で，糖質中心の流動食を少量ずつから開始する。回復状況に合わせて脂質とたんぱく質を少しずつ増やす。

安定期：炎症が治癒するまでは脂質は制限し，米飯の段階でも30ｇ／日以下に制限する。脂溶性ビタミンの不足に注意する。胃液分泌を刺激しないようにカフェインや香辛料は制限し，消化のよい食事を規則正しく摂る。アルコールはオッディ括約筋を痙攣させ膵液が逆流し，膵管内圧を上昇させて疼痛を引き起こすため，安定期に入っても禁止する。

・基本方針
- 発症直後は絶飲食とする。
- 脂質を制限する。
- 急性期は脂質に加え，たんぱく質も制限する。

③ 栄養基準

脂質コントロール食の栄養基準（p.79，表3-51）に準ずる。

④ 献立計画

脂質コントロール食の食品構成と献立作成上の留意点は表3-52（p.80〜81）に準ずる。

⑤ 食品選択と調理のポイント

具体的な食品の選択と調理のポイントは胆石症（p.78）に準ずる。

❸ 慢性膵炎

１ 特　徴 ……………………………………………………………………………………

- 膵臓内部に不規則な線維化，肉芽組織などの慢性変化が生じ，膵臓の外分泌・内分泌の低下を伴う病態であり，多くは非可逆性である。
- 原因としてはアルコール性が約60％，特発性が約30％，胆石性が約10％である。
- 図3-4 に示すように代償期，移行期，非代償期に分類される。
- 非代償期では膵臓の内分泌障害のために，二次性糖尿病がみられる。

２ 食事療法 …………………………………………………………………………………

- **目的**
  - 代償期では，疼痛や病態の進展を防止する。
  - 非代償期では，消化吸収障害（特に脂質の消化吸収障害）と二次性糖尿病の栄養管理が重要となる。

  【治療経過ごとの食事療法の目的】

  代償期：疼痛や病態の進展を防止。

  非代償期：消化吸収障害（脂質吸収障害）の補助と二次性糖尿病のコントロールを目的とした栄養管理が重要となる。慢性膵炎の二次性糖尿病は，インスリンのみならずグルカゴンやカテコールアミンの分泌量も低下するため，食後の高血糖とともに低血糖の頻度が高く，血糖コントロールはきわめて不安定である。インスリン療法を行いながら，脂質の量を徐々に緩和する。

- **基本方針**
  - 急性再燃時は絶食して急性膵炎に準じた食事とする。
  - 膵臓への過剰な刺激防止を目的とした食事とする。
  - 膵組織の修復のため，たんぱく質，ビタミン，ミネラルを補給する。
  - 必須脂肪酸，脂溶性ビタミンの不足を防ぐため，定期的にアセスメントを行う。

図3-4　慢性膵炎の臨床経過と治療方針

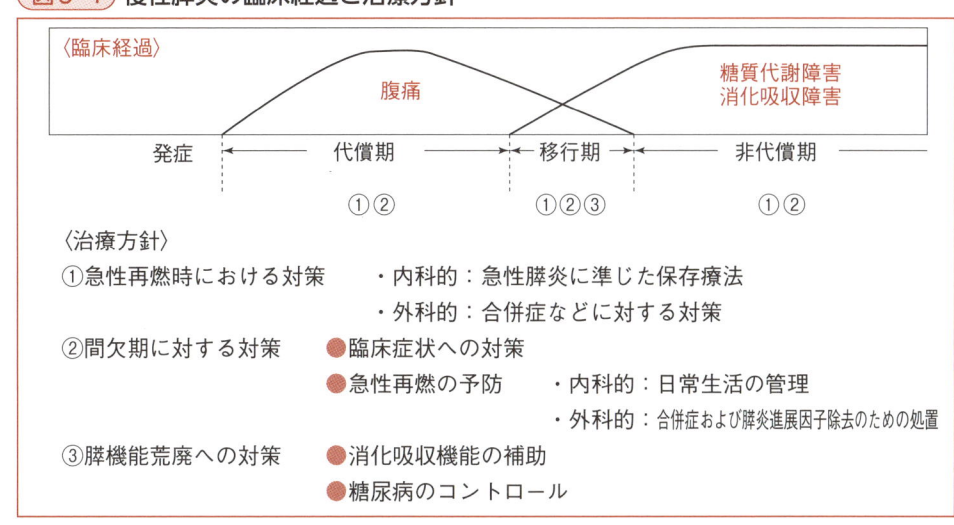

3 栄養基準 ··

- **急性再燃時**

  急性膵炎に準じる。

- **回復期・安定期**

  - 代償期　エネルギー 30kcal/ 標準体重 kg/ 日

    たんぱく質 1.0 〜 1.2g/ 標準体重 kg/ 日

    脂質 0.5g/ 標準体重 kg/ 日

  - 非代償期　エネルギー 30kcal/ 標準体重 kg/ 日

    たんぱく質 1.0 〜 1.2g/ 標準体重 kg/ 日

    脂質 0.6 〜 0.7g/ 標準体重 kg/ 日

4 献立計画 ··

脂質コントロール食の食品構成と献立作成上の留意点は p.80 〜 81，表 **3-52** に準ずる。

5 食品選択と調理のポイント ··

- 胆石症，急性膵炎に準ずる。

- 食事療法が長期間になるため，患者の生活習慣や QOL を考慮し，継続可能な方法を
  提示する。

- 脂質消化障害だけでなく，消化能力全体が低下していること，さらに重度では血糖コ
  ントロールにも影響を及ぼしているので，食事は一定の間隔でとり，早食いを避ける。

- 中鎖脂肪酸（MCT）は膵リパーゼによる消化を介さずに吸収されるため，脂質エネ
  ルギー源として利用するとよい。

- たんぱく質は良質なものを選び，不足しないようにする。

4 分粥系

1 胃腸疾患食

1 特 徴

　胃腸疾患食は，消化管に機能的あるいは物理的障害のある場合に適応され，消化管を保護するために食事の量と質を考慮した治療食である。

　食事のポイントとしては，消化管への刺激が少なく，消化・吸収のよい食品や，胃内停滞時間が短い食品を用い，調理法に配慮する。

　原則的には庇護療法とし，症状の回復とともに常食へ移行する。

2 適応疾患

　胃腸疾患にはさまざまな種類がある。

　食事療法を行わなければならない胃腸疾患として，急性胃腸炎，慢性胃腸炎，機能性ディスペプシア（FD），胃・十二指腸潰瘍，潰瘍性大腸炎，クローン病，胃下垂，胃アトニー，便秘，下痢などがあげられる。

3 食品選択と調理のポイント

- 穀類

　主に軟飯，粥（全粥，分粥），パン，うどんを用いる。食物繊維の多いそば，オートミールなどは控える。

- いも及びでんぷん類

　じゃがいも，さといも，やまいもは適している。さつまいもは腸内で発酵しガスを発生させるため，胃腸に負担がかかる上，食物繊維も多いので使用は控える。こんにゃくは消化がよくないので避ける。

- 魚介類

　脂質が少なく，繊維の短い白身魚を用いる。さんま，さばなど脂質の多い魚，たこ，いか，貝類，塩蔵品など消化のよくない食品は避ける。

- 肉類

　鶏のささ身，むね肉のように繊維も短く消化のよいものを用いる。ベーコン，ハムなどの加工品は食塩のみならず脂質も多いので避ける。

- 卵類

　半熟程度の加熱した卵とする。加熱をしすぎると，胃内停滞時間（p.88，表3-56）も長くなるので適さない。

- 豆類

　豆腐，豆乳，凍り豆腐，ゆば，きな粉，納豆はよい。そのほか硬い皮のついた豆類は消化がよくないので控える。

- 乳類

　牛乳，生クリームは下痢を起こしやすいので注意して使用する。低脂肪乳，チーズ，

ヨーグルトなどはよい。

- 野菜類

　ほうれんそう，小松菜，白菜などの葉菜類は，軟らかく煮るか，煮浸しとする。軸の部分は食物繊維も長く硬いので避ける。にんじん，だいこんなどの根菜類は，皮をむいて煮る，蒸すなど，軟らかくして使用する。漬け物，藻類などは食物繊維も多く適さない。

- 果実類

　バナナ，すりおろしりんご，もも，メロンなど軟らかい果実を選ぶ。酸味の強いものや消化の悪い食物繊維の多いものは適さない。干したプルーンやあんずなどは，軟らかく煮て用いることができる。

- 香辛料・嗜好品

　香辛料は消化管を刺激するので用いない。アルコール飲料，炭酸飲料，冷たい飲みもの，カフェインを多く含む飲みものは控える。

- 調理に際しては以下の点に注意し，消化・吸収を助ける。

①生食は避け，十分に加熱する。

②軟らかく調理する。

③食物繊維の多いものは避ける。

④薄味を心がける。

⑤腸内で発酵する食品は避ける。

1 胃腸炎

1 特　徴

　胃腸疾患の治療には，①食事療法，②心身の安静，③薬物療法，④外科療法，があげられる。

2 食事療法

　急性の場合，発病してから 1 ～ 2 日間は絶食とし，炎症を取り去り，胃の保護と休養に努める。

　慢性の場合，栄養のバランスに留意し，症状を悪化させないよう刺激物を避け，胃腸の粘膜を庇護することを目的とする。

3 栄養基準

　胃腸炎の食事療法の栄養基準を表3-53に，食品構成を表3-54に示す。

表3-53 胃腸炎の栄養基準

	三分粥食	五分粥食	全粥食
エネルギー（kcal）	1,100	1,200	1,600
たんぱく質（g）	50	60	70
脂　質（g）	20	30	35
糖　質（g）	180	180	20

表3-54 胃腸炎の食品構成

食品群		三分粥食	五分粥食	全粥食
炭水化物性食品	米類（g）	46	75	180
	パン類（g）	5	5	5
	麺類（茹で）(g)	15	15	15
	その他の穀類（g）	10	10	10
	いも及びでんぷん類（g）	50	50	50
	砂糖及び甘味類（g）	20	20	10
	果実類（g）	100	100	100
	加糖加工品（g）	50	50	0
野菜類	緑黄色野菜（g）	50	70	120
	淡色野菜（g）	150	200	230
たんぱく質性食品	肉類（ささ身）(g)	30	50	60
	魚介類（たら）(g)	40	60	80
	卵類（g）	50	50	50
	豆類（g）	100	100	100
	乳類（g）　　牛乳	300	200	200
	その他の乳類	100	100	100
油脂類	動物性（g）	5	5	5
	植物性（g）	5	5	10
調味料類　みそ（g）		20	20	20
エネルギー(kcal)		1,099	1,192	1,589
たんぱく質（g）		51.6	59.4	73.0
脂質（g）		33.5	30.3	35.9
糖質（g）		148.6	170.4	239.5
PFCエネルギー比　たんぱく質（%）		18.8	19.9	18.4
脂質（%）		27.4	22.9	20.3
糖質（%）		54.1	57.2	60.3

4 **食品選択と調理のポイント** ⋯⋯⋯⋯⋯⋯⋯⋯⋯⋯⋯⋯⋯⋯⋯⋯⋯⋯⋯⋯

調理に際しては以下の点に注意し，消化・吸収を助ける。

- 刺激物を避ける（表3-55）。
- 胃内停滞時間の短いものを用いる（表3-56）。
- 食事は頻回食とし，一回に多量をとらない。
- 食事時間は規則正しく。
- 胃酸分泌に合わせた食品選択をする（表3-57）。
- 新鮮な食材を選び，果汁以外は加熱調理して用いる。
- 味付けは薄味とする。

表3-55 消化管粘膜を刺激する食事因子

	分類	食品名
化学的刺激	香辛料	唐辛子，カレー粉，わさび　など
	アルコール飲料	日本酒，ウイスキー，ビール，ブランデー　など
	カフェイン	コーヒー，濃い緑茶，濃い紅茶　など
	エキス分	魚・肉などの濃厚な煮出し汁　など
	ニコチン	たばこ
物理的刺激	調味料による刺激	濃い食塩，砂糖などは浸透圧の関係で胃粘膜を刺激する
	温度による刺激	過熱・冷やしすぎの飲食物
機械的刺激	接触による刺激	食物繊維の多い食品，硬い食品，長く切った食品　など
	ガスによる刺激	炭酸飲料　など

表3-56 食物の胃内停滞時間

停滞時間	食品（100 g）
2時間以内	くず湯（200 mL），食パン，りんご，もも，だいこん，かぶ，半熟卵，鯛の刺し身
2.5時間以内	白米ごはん（茶碗1杯），餅，牛乳（200 mL），じゃがいも，にんじん，生卵
3時間以内	うどん，みそ汁（1杯），かぼちゃ，さつまいも，鶏肉，カステラ，煮魚（かれい，あゆ，あじ，きす），牛すき焼き，ビスケット，卵焼き
3.5時間以内	たけのこ，ピーナッツ（炒り），鯛の塩焼き，あわび，はまぐり，昆布，かまぼこ，茹で卵，うなぎ
4～5時間	ビーフステーキ，かずのこ，天ぷら，豚肉，ベーコン，ロースハム
12時間	バター（大さじ5杯）

注）食べ物が胃の中にとどまっている時間は個人差，手術術式の違い，食品の種類，調理方法などによって異なるといわれている。停滞時間は短いほど，胃に負担がかからない。

資料）澤　純子/細田四郎監修，日本栄養士会編：胃腸病，病態栄養実務双書，第一出版，1977を一部改変

表3-57 胃腸炎の食品の選択

	適する食品		適さない食品	
	過酸性胃炎	低酸性胃炎	過酸性胃炎	低酸性胃炎
炭水化物	米飯（軟飯），粥，パン，うどん，マカロニ，じゃがいも，さといも		強飯，ラーメン，天丼，すし，さつまいも，こんにゃく	強飯，炒飯，天丼，未精白の穀類，さつまいも，こんにゃく
たんぱく質	白身魚，はんぺん，脂質・エキス分の少ない肉（ささ身など），鶏卵（半熟），豆腐，納豆，凍り豆腐，ゆば，牛乳，ヨーグルト，チーズ，クリーム	白身魚，はんぺん，脂質の少ない軟らかい肉（ささ身など），肉・魚のスープ，鶏卵（半熟），豆腐，納豆，凍り豆腐，ゆば，牛乳，ヨーグルト，スキムミルク	脂質の多い魚（いわし，さんま，ぶり），たこ，いか，牡蠣以外の貝類，エキス分の多い肉類とそのスープ，肉類加工品（ハム，ソーセージ，ベーコン），大豆，油揚げ，がんもどき	
脂 質	バター，マーガリン，サラダ油，クリーム，ピーナツバター	バター，マーガリン，クリーム，マヨネーズ	ラード，ヘット，揚げ油（揚げ物，炒め物）	
ビタミン・ミネラル	にんじん，だいこん，ほうれんそうなど食物繊維の少ないもの（熟煮・茹で），果物は酸味の少ないバナナやりんごなど	食物繊維の少ないもの（熟煮・茹で），果物は食物繊維の少ないもの（コンポート・ジュース）	食物繊維の多い野菜（ごぼう，たけのこ），香味野菜，漬け物，きのこ，ナッツ，藻類	食物繊維の多い野菜（ごぼう，たけのこ），漬け物，きのこ，ナッツ，藻類
その他	薄い緑茶	少量の香辛料，少量のワイン，緑茶，コーヒー，紅茶，酢の物（適量）	香辛料，アルコール，コーヒー，紅茶，炭酸飲料，甘味の濃厚な菓子，酢の物	濃厚なコーヒー，炭酸飲料，高脂質で甘味の濃厚な菓子

② 胃・十二指腸潰瘍

① 特徴

- 胃・十二指腸壁の粘膜がストレスや主にヘリコバクター・ピロリ菌により防御機構の低下を招き，胃酸により消化性潰瘍を起こしたものである。胃潰瘍は食事により疼痛が起こるが，十二指腸潰瘍は空腹時に痛みがあり，食事によって軽快する。
- 症状は心窩部痛，強い胸やけ，悪心，嘔気などの症状，また，吐血（コーヒー残渣様），下血（タール便）などがみられる。
- 合併症として①潰瘍の穿孔，腹膜炎，②出血，③幽門狭窄，などがある。穿孔，狭窄は十二指腸潰瘍に多い。

② 食事療法

- 胃粘膜を刺激しないよう刺激物を控える。香辛料のほか，物理的な刺激物（熱すぎるもの，冷たすぎるもの，繊維などの硬い食品など）も控える。アルコール，たばこも控える。

病院食 第3章

- 胃液分泌を促す肉汁，食前酒，エキス分の強いスープなどを控える。
- 胃の伸展をもたらす炭酸飲料を控え，大量の食事摂取にも注意する。
- 栄養価が高く，消化しやすい食品選択，調理方法にする。

3 栄養基準

- エネルギーは25 〜 35kcal/kg/日，たんぱく質は1.0 〜 1.5/kg/日，脂質は20 〜 25%エネルギーとする。
- 出血があるときは絶食とし，症状が治まったら流動食（脂質は控える），回復に合わせて五分粥，全粥食，常食へと進める。

4 食品の選択と調理のポイント

- たんぱく質を多く含む食品は，良質なもので脂質の少ないものを選択する（鶏のささ身，鶏の皮なしむね肉，白身の魚，鶏卵，豆腐，低脂肪乳，カテージチーズなど）。
- 脂質を多く含む食品は，消化のよい油を選択する（マーガリン，マヨネーズなど）。
- 食物繊維の多い野菜（ごぼう，たけのこ，れんこんなど）や食物繊維の多い果物（パイナップル），脂質の多い果物（アボカド），海藻，きのこ類は控える。
- いか，たこ，貝類（牡蠣除く），アルコールは控える。
- 調理方法は煮る，蒸す，野菜の茹で物，和え物などがよく，生野菜も硬いもの（レタスなど）は控える。
- 揚げ物，炒め物は控える。
- 症状が落ち着いてきたら牛乳を摂取してもよいが，冷たいままではなく人肌程度に温める。
- 味付けは薄味を心がける。

3 潰瘍性大腸炎

1 特　徴

- わが国の潰瘍性大腸炎の患者数は，128,734人（平成29年度衛生行政報告例の概況）と報告されており，これまで増加傾向であったが，平成28年から29年には約39,000人減少している。近年は20 〜 60代の人に多いが，小児や70歳以上にもみられる。
- 原因は不明であるが，アレルギーや精神的ストレス，免疫などが関与しているともいわれている。
- 潰瘍性大腸炎は，直腸やS状結腸を主として大腸に潰瘍を生じる非特異的炎症性疾患である。
- 症状は腹痛，下痢，粘血便，粘液便がみられる。重症になると下痢の回数が多くなり，発熱，頻脈，貧血，食欲不振，倦怠感，体重減少などをきたす。
- 薬物療法がよく効くが，食事療法も大切である。

2 食事療法

- 炎症や出血による貧血や栄養障害などのアセスメントを行い，栄養状態の改善を行う。
- 適正なエネルギーで脂質制限，低残渣，高たんぱく質，高ビタミンを基本とする。

- 炎症の活動期で重症のときは，中心静脈栄養（TPN）を用いる。
- 炎症が消失したら，脂質の少ない食品の流動食から開始し，徐々に全粥～常食まで進める。
- 良質のたんぱく質を含む食品を選択する。また，腸に刺激の少ない食品選択を心がけ，腸内発酵を起こさない消化・吸収のよい食品を選び，腸管の安静を保つ。
- 脂質は制限するが，下痢がなければ少しずつ増加させてもよい。また，低残渣食も少しずつ緩和してよい。寛解期にはあまり神経質に制限をしなくてもよい。
- 再発予防には，1日3回の食事とし，揚げ物をやや控えめに，野菜類は火を通したものにし下痢に注意する。栄養素のバランスをしっかりとり，大腸を強くしていくようにするとよい。

3 **栄養基準** ....

- 潰瘍性大腸炎の食事療法の栄養基準を表3-58の上段に示す。

表3-58 炎症性腸疾患の栄養摂取基準目安と注意（例）

	エネルギー (kcal/IBW・kg/日)	たんぱく質 (g/IBW・kg/日 (%/E*))	脂 質 (% E*)	食物繊維 (g/1,000kcal)
潰瘍性大腸炎	30～35 （高エネルギー）	1.0～1.5(13～20% E)	<20	5～10
クローン病	30～35 （あまり高エネルギー にしない）	0.8～1.3(11～17% E) （とりすぎに注意）	<10 （n-3系が望ましい）	<5 （水溶性が望ましい）

* ％E：％エネルギー（エネルギー比率）

- エネルギーは30～35kcal/kg/日，たんぱく質は1.0～1.5/kg/日，脂質は20％エネルギー未満の低脂質・低残渣食とする。

4 **食品の選択と調理のポイント** ....

- 主食は全粥，軟飯，食パン，うどんがよい。玄米，チャーハン，菓子パン，ラーメンなど消化の悪いもの，油の多いもの，あんものは控える。
- 良質のたんぱく質食品として，鶏のささ身や皮なしむね肉，牛，豚肉のヒレ肉，白身の魚，卵，豆腐，納豆などを選択するとよい。寛解期は，さんまやさばなどは抗炎症効果のあるn-3系の油が多く含まれているため，少量とってもよい。
- 揚げ物や炒め物など脂質の多い食品は控える。ドレッシング，マーガリン，マヨネーズなどは，症状に合わせて少量は使用してよい。

- 食物繊維を多く含むごぼうやれんこん，たけのこ，きのこ類，藻類などは控える。野菜の摂取量が少なくなるとビタミンやミネラルなどが不足するため，野菜類は茎を除き，葉先を軟らかく煮たり茹でる調理法から始める。よく噛んで食べるようにすれば，葉先を炒めてもよい。
- 熱すぎるもの，冷たすぎるもの，苦味・酸味が強いものなどは，腸に刺激となるので注意が必要である。香辛料の唐辛子やわさび，多量のにんにくなどの使用もできるだけ控えるほうがよい。酢は，酸味が強くならない程度であれば酢の物としてとってもよい。
- 甘すぎるもの，あんこ，あずき，さつまいも，炭酸飲料などは，ガスが発生しやすく腸に刺激となるため控えるほうがよい。
- 牛乳は良質のたんぱく質を含むが，脂質も多いため，少量から徐々に体調に合わせて増やしていくとよい。また，冷たい牛乳は腸を刺激するため，人肌程度に温めて飲むか，料理に使用するとよい。

4 クローン病

1 特 徴

- わが国のクローン病の患者数は，41,068人（平成29年度衛生行政報告例の概況）と報告されており，これまで増加傾向であったが，平成28年から29年には1,721人減少している。主として20〜60代に多くみられ，30〜40代が特に多い。
- 原因は不明であるが，遺伝的因子，環境因子，免疫反応などが関与しているとも考えられている。
- 消化管のどの部位にも炎症病変を起こしやすく，回腸下部から上行結腸までが好発部位である。病変部位には，びらん，縦走潰瘍，敷石像，狭窄，瘻孔などがみられる。
- 病状としては，腹痛，下痢，体重減少，発熱，貧血，栄養障害などがみられる。
- 腸管安静と栄養療法によって腸管病変は改善する。
- クローン病は寛解と再燃を繰り返し，根本的な治療が難しいといわれている。

2 食事療法

- 治療は，薬物療法，栄養療法，外科的治療で行うが，その中でも栄養療法は重要である。好発部位である小腸・大腸の炎症により，栄養状態が悪くなっているので，その栄養状態の改善を図ることが第一に求められる。
- 腸管の安静を図りながら，栄養状態の改善と腸管炎症を抑制し，腸管病変を改善することを目的とする。
- 栄養療法は，腸管に狭窄や瘻孔などがあり，経腸的に栄養療法ができない場合は，高カロリー輸液による中心静脈栄養（TPN）が行われる。TPNが長期に渡ると腸粘膜の萎縮が起きやすいため，病変部位が改善され，経腸栄養が可能になったら成分栄養療法に切り替える。

- 必要なエネルギーや栄養素を充足させるために，補食として成分栄養剤（ED）を併用する。
- 成分栄養剤はたんぱく質，脂質，炭水化物のエネルギー産生栄養素が消化を必要としない形で配合され，ビタミンやミネラルも含まれている（表3-59）。
- 成分栄養剤による食事療法で栄養状態が改善すると，治療効果も上がって症状は改善する。その後は，患者の状態に合わせてQOLを高める方法が望まれる。
- 消化管機能の回復とともに栄養補給を経腸栄養剤から食事に移行していく（図3-5）。
- 一度に大量の食事をすると悪化するため，腸に負担をかけない量にする。
- 免疫力を高めるために睡眠も十分にとり，体力をつけることも大切である。
- 寛解期から炎症の再燃・再発を予防する寛解維持のためには，過労やストレス，寝不足に注意し，食事は脂質と食物繊維の多いものを控え，消化のよいもので十分な栄養量をとる。食事を楽しい雰囲気でとることも大切である。

表3-59 成分栄養剤（エレンタール®配合内用剤：EAファーマ㈱）の主要な栄養成分　(100kcal当たり)

粉末量 (g)	アミノ酸 (g)	脂質 (g)	炭水化物 (g)	ビタミン					
				A(μgRAE)	D(μg)	E(mg)	K(μg)	B$_1$(mg)	B$_2$(mg)
26.7	4.7	0.17	21.1	64.8	0.43	1.1	3.00	0.06	0.09

ビタミン							ミネラル		
B$_6$ (mg)	ナイアシン (mg)	パントテン酸 (mg)	葉酸 (μg)	B$_{12}$ (μg)	C (mg)	ビオチン (μg)	Na (mg)	Cl (mg)	K (mg)
0.09	0.73	0.40	14.7	0.23	2.6	13.0	86.7	172.3	72.5

ミネラル								浸透圧 (mOsm/kg)	
Mg (mg)	Ca (mg)	P (mg)	Fe (mg)	I (μg)	Mn (mg)	Cu (mg)	Zn (mg)		
13.3	52.5	40.5	0.60	5.1	0.10	0.07	0.6	913	

注）　1パック80g（粉末）を300mLになるように加水すると1パックは300kcalとなる。　　　　　　　（2016年4月）

図3-5 クローン病の栄養補給の移行

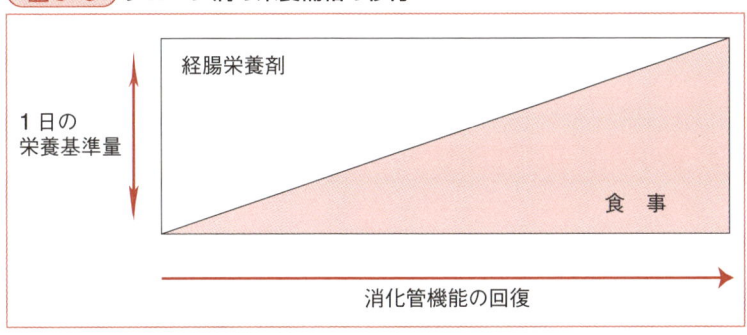

❸ 栄養基準 ··

- クローン病の食事療法の栄養基準を**表3-58**（p.91）の下段に示す。
- エネルギーは30 ～ 35kcal/日，たんぱく質は0.8 ～ 1.3g/kg/日，脂質は10%エネルギー未満の低脂質・低残渣食とする。

❹ 食品の選択と調理のポイント ···

- 再燃と寛解を繰り返すため，下痢の多い時は慎重に刺激の少ない流動食から開始し，徐々に脂質コントロール食で低残渣食の三分粥食，五分粥食，全粥食，常食へと進める。
- 低残渣食の三分粥食では，野菜類は葉先を用いたり，裏ごすなどして慎重に調理する。
- 良質のたんぱく質食品は，鶏のささ身，白身の魚，卵，豆腐などでとる。
- 脂質を構成する脂肪酸では，炎症作用があるといわれているn-6系のリノール酸を控え，抗炎症作用があるといわれているn-3系のリノレン酸，EPA，DHAを選択する。
  n-3系の脂肪酸は酸化しやすいため，取り扱いに注意する。リノール酸は一般の植物油に，リノレン酸はしそ油（えごま油）に，EPAやDHAは魚油に多く含まれる。
- 乳製品では，脱脂粉乳，ヨーグルト，乳酸菌飲料が脂質の含有量が少なく，整腸作用も期待できる。チーズ類には一般に脂質が多く含まれているが，カテージチーズは比較的脂質が少ない。
- カロテンには免疫力を高める働きがあり，いろいろな疾病予防にもなる。また，カロテンは脂溶性ビタミンであるので，吸収をよくするためには少量の油が必要である。症状が落ち着いているときは，消化のよい形でn-3系の油をとることによって，脂溶性ビタミンのビタミンA，D，E，Kの吸収もよくなる。
  毎食，カロテンを多く含む緑黄色野菜の葉先を使い，そのほかの野菜とともによく噛んで食べるようにする。
- 寛解期の状態のよいときでも，食物繊維を多く含むごぼう，れんこん，たけのこ，きのこ類，藻類などは控え，低残渣の食事とする。
  香辛料や熱すぎるもの，冷たすぎるもの，苦味・酸味の強いものなどは，潰瘍性大腸炎と同じく，腸への刺激となるため控える。

❷ 周術期栄養（主に胃の術前・術後食）

❶ 特　徴 ··

- 周術期は，術前・術中・術後からなる。周術期の栄養管理は手術成績や予後，QOLに大きく影響する。胃の摘出手術の場合，手術に耐え得る体力をつけ，また予後をよくするための術前食と，術後の体力回復のための術後食がある。

❷ 適応疾患 ··

【術前】

- 胃の摘出手術前には，消化管の通過障害や消化・吸収障害，食欲不振などにより，低栄養になっている場合が多い。

【術後】

- 胃の摘出手術後には，幽門側胃切除後あるいは胃全摘後にみられるダンピング症候群などがある。

- 早期ダンピング症候群：ビルロートⅡ法の術式に多く，食事後30分以内に高濃度の食物が急速に空腸に移行するために，めまい，冷や汗，動悸，脱力感，腹痛，下痢などの症状が生じる。

- 後期ダンピング症候群：食後2〜3時間に急激な血糖値上昇によるインスリン過剰分泌で低血糖が起こるために，脱力感，めまい，冷や汗などの症状が生じる。

- 胃全摘後では腸液，胆汁，膵液などの消化液が食道に逆流しやすくなり，食道の粘膜が刺激され，逆流性食道炎が起こりやすい。

- 胃の2/3から全摘後は本来の胃の機能が低下するため，いろいろな障害が出やすい。たとえば胃酸不足により鉄のイオン化ができず，鉄の吸収が悪くなり，鉄欠乏性貧血（小球性低色素性貧血）が起きやすい。

  全摘後はキャッスル内因子不足によりビタミンB_{12}吸収不全による巨赤芽球性貧血（大球性高色素性貧血）を生じることがある。

- 胃酸分泌の減少で，カルシウム吸収障害による骨軟化症を生じることがある。

3 食品の選択と調理のポイント

- 術前の低栄養に関しては，経口摂取が十分にできない場合は，静脈栄養で必要栄養量を補う。

- 手術直後絶食時は中心静脈栄養から栄養補給し，1週間程度を経て，中心静脈栄養を徐々に減少させ，経口摂取に切り替え流動食を開始する。

- 少量，頻回食（3〜6回）とし，食事には十分な時間をかけ，食後は安静にする。

- 1回の量は流動食100 mL程度から開始し，三分粥食，五分粥食，全粥食と段階的に進めていく。

- 全摘後の場合は，1食の量（かさ）を250 mL程度にする。

- 良質の高たんぱく質食とし，消化のよい油を使用する。

1 早期ダンピング症候群

▶ 食事療法

- 炭水化物を制限し，たんぱく質を増やし，脂質は適量とする。

- 食事は少量，頻回食とする。

- 時間をかけてゆっくりよく噛んで食べる。食後は安静にする。

- 水分を少なくし，固形食にする。

2 後期ダンピング症候群

食事療法

- 後期ダンピング症候群の発症予防には，食間に少量の炭水化物を摂取させ，低血糖を避ける。
- 特に脂質の消化・吸収が妨げられ，牛乳などで下痢をすることがあるため，脂質の少ない乳製品にする。
- 胃切除により胃壁から分泌される胃酸の減少で鉄のイオン化ができず，鉄の吸収が悪くなり，鉄欠乏性貧血が起こる。鉄の十分な補給が必要となり，鉄を多く含む食品を多くとる。
- 全摘後のキャッスルの内因子不足により，起こりやすいビタミンB_{12}の吸収障害による巨赤芽球性貧血の予防のために，ビタミンB_{12}を多く含む食品を多くとる。
- 巨赤芽球性貧血は，葉酸をとることによって改善されるため，葉酸を多く含む食品を多くとる。
- カルシウムは胃酸により水溶性となり吸収されるが，胃酸が少なくなった術後にはカルシウム不足が骨軟化症を引き起こすため，カルシウムの多い食品を多くとる。
- 小腸からのカルシウムの吸収には，活性化されたビタミンＤが必要であるから，食事からのビタミンＤを多くとることが必要である。
- 鉄の吸収はビタミンＣによって増加するため，ビタミンＣを多く含む食品を多くとる。
- 鉄，カルシウム，ビタミンB_{12}，葉酸，ビタミンＣ，ビタミンＤを多く含む食品を表3-60に示す。

表3-60 鉄，カルシウム，ビタミンB_{12}，葉酸，ビタミンＣ，ビタミンＤを多く含む食品

栄養素	多く含む食品（胃手術後に時期を考慮しながら食べてよい食品）
鉄	レバー，ごま（擦る），凍り豆腐，かつお（なまり節），湯葉，納豆，小松菜，牛ヒレ肉，鶏もも肉（挽き肉），ほうれんそう，牡蠣，まいわし，鶏卵，春菊，豚ヒレ肉　など
カルシウム	チーズ，ごま（擦る），脱脂粉乳，凍り豆腐，かぶの葉，小松菜，大根の葉，つるむらさき，卵黄，木綿豆腐，春菊，ヨーグルト，牛乳　など
ビタミンB_{12}	レバー，牡蠣，かつお（なまり節），あじ，まいわし，めじまぐろ，さけ，いさき，かんぱち，さわら，きす，くろだい，プロセスチーズ，まがれい，しいら　など
葉酸	レバー，ブロッコリー，ほうれんそう，春菊，ごま（擦る），卵黄，大根の葉，納豆，こねぎ，わけぎ，かぶの葉，小松菜　など
ビタミンＣ	野菜類（ピーマン，ブロッコリー，かぶの葉，カリフラワー，キャベツ　など） 果実類（柿，キウイフルーツ（裏ごし），いちご，ネーブル，パパイヤ　など）
ビタミンＤ	くろかじき，さけ，しまあじ，ひらめ，まがれい，まかじき，まいわし　など

Column

経腸経管栄養

　経腸栄養法は，消化管内にチューブを挿入して栄養剤を注入する方法であり，カテーテルを用いた栄養法であることから経管栄養法ともいわれている。

　経腸栄養法は経口的な栄養摂取が不可能な場合，あるいは経口摂取だけでは十分な栄養補給ができない場合に，必要な栄養量を確保するために行う。適応とされる病態は，「腸管が一部でも機能していれば，経腸栄養の適応である」とされている。消化管が安全に使用できることを確認した後，栄養管理の期間を考えて投与経路を決定する。経腸栄養法は静脈栄養法に比較して生理学的に経口摂取に近く，正常な消化管ホルモン動態維持，免疫能保持が可能である。近年では，経口摂取では十分な栄養補給ができない患者が，家庭や社会復帰を目指す方法として実施される在宅栄養療法がある。

　経腸栄養剤は自然食品濃度流動食，半消化態栄養剤，成分栄養剤に分けられる（表）。その適応と選択は，病態や消化管の消化・吸収能力の程度によって異なる。

表　各種経腸栄養剤の特徴

	天然濃厚流動食	半消化態栄養剤（食品）	消化態栄養剤	成分栄養剤
窒素源	大豆たんぱく，乳たんぱく　など	ペプチド	トリペプチド・ジペプチド	結晶アミノ酸
糖　質	粉飴，はちみつ　など	デキストリン	デキストリン	デキストリン
脂質（E比）	20〜25	20〜30	25	ほとんど含まず
その他の栄養成分	天然の素材を使用　十分	化学的に同定できない成分も含む　不十分	不十分	すべての構成成分が化学的に明らかである
繊維成分	（＋）	（−）または（＋）	（−）	（−）
味・香り	良好	比較的良好	不良	不良
消　化	必要	多少必要	一部必要	不要
投与経路	経鼻→胃　経口	経鼻→胃，空腸　胃瘻，空腸瘻　経口	経鼻→胃，空腸　胃瘻，空腸瘻	経鼻→胃，空腸　胃瘻，空腸瘻　（経口）
溶解性	不良・粘調	比較的良好・水溶性	良好・水溶性	良好・水溶性
残　渣	多い	製品により異なる	極めて少ない	なし
浸透圧	700〜1,000mOsm/L	280〜400mOsm/L	600〜650mOsm/L	760mOsm/L
適　応	狭い	かなり広い	広い	広い
エネルギー	1kcal/mL	1〜2kcal/mL	1kcal/mL	基本は1kcal/mL　溶解方法により濃度調整可能
区　分	食品	食品/医薬品	医薬品	医薬品
その他	液状製剤（缶）	糖尿病，腎疾患，肝疾患用等あり/液状製剤（テトラパック，アルミパウチ，缶，アセプティック紙容器など）粉末製剤では濃度変更可能	粉末製剤/液状製剤（アルミパウチ）	粉末製剤（アルミ袋）
合併症	腹部症状（腹痛，下痢，便秘），代謝上の合併症，嘔吐や逆流による誤嚥を起こすことがある			

資料）寺本房子，渡邉早苗，松崎政三編著：医療・介護老人保健施設における臨地実習マニュアルー臨床栄養学第5版，p.31，建帛社，2014

（長浜幸子）

5 その他の特別食

1 化学療法時の食事

1 特 徴

　がんの治療は，手術療法・化学療法（抗がん剤治療）・放射線療法を柱として，がんの病態に合わせた集学的治療が行われる。治療に伴い起こる副作用は，適切な支持療法を受けることで全身の栄養状態を維持するなど，軽減されることが期待されている。

　ここでは，特に化学療法に対する栄養管理・食事対応を中心に述べる。がん化学療法は，それぞれ患者の病態に合わせ，完治，延命，症状緩和，術前及び術後補助療法，さらに放射線療法との併用などを目的として行われる。

　また，現在，化学療法は入院から外来での治療が可能となるものが増えていることから，入院患者の対応はもとより，外来患者へのアドバイスも見逃さないよう支援が求められている。特に外来では，患者や家族自身での処置となるため，わかりやすいパンフレットの用意や，説明時にはポイント指導を目的とした料理教室なども行われている。

　さて，抗がん剤治療は，がん細胞に働くと同時に正常細胞にも作用するため，有害反応（副作用）を起こす（図3-6）。消化管毒性として悪心，嘔吐，下痢，便秘はよくみられ，コントロール不良となれば食事摂取量が減り，低栄養状態を招く。悪心嘔吐はその発症時期により，予測性，急性，遅延性と区別される。その結果，食欲不振が継続し，加えて味覚障害，嗅覚障害が起こるとさらに食事摂取量が減る。抗がん剤投与後7日前後から口腔粘膜障害，口腔乾燥，骨髄抑制などが起こる可能性が高く，栄養障害に拍車をかけることになる。

　したがって，それらの副作用の起こる時期と症状に合わせた栄養・食事対応が重要である。症状の内容と状況は個人差も大きく，傾向をつかむことは効果的であるが，先入観をもたず患者の立場に立ち，食習慣と嗜好に合わせた対応が求められる。

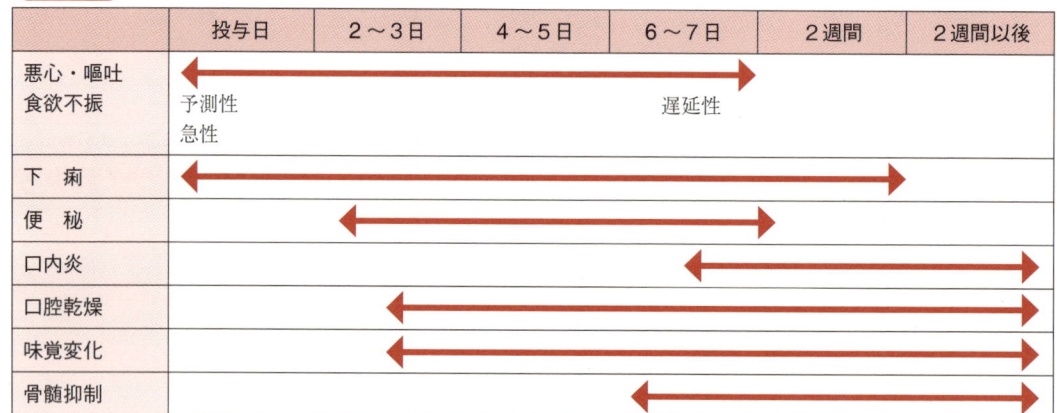

図3-6 化学療法による消化管への副作用平均的出現時期

	投与日	2〜3日	4〜5日	6〜7日	2週間	2週間以後
悪心・嘔吐 食欲不振	予測性 急性			遅延性		
下　痢						
便　秘						
口内炎						
口腔乾燥						
味覚変化						
骨髄抑制						

2 食事療法 ⋯⋯⋯⋯⋯⋯⋯⋯⋯⋯⋯⋯⋯⋯⋯⋯⋯⋯⋯⋯⋯⋯⋯⋯⋯⋯⋯⋯⋯⋯⋯⋯⋯

【各症状別の対応について】

・悪心・嘔吐

　悪心・嘔吐の対策は，制吐剤による予防が必須であり，出現後のレスキュー時も薬物療法は欠かせない。症状による経口摂取が不可能な場合は，静脈栄養の対応となるが，症状が軽減したときに合わせ，経口摂取を進めることは，患者のQOL向上につながる。

　　・食べられる食品や料理を少量試してみる。しかし，食べられる食品を続けて摂取すると，その食品に対しての不快感が出現する可能性があるので，頻度は多くなりすぎないよう注意する。食事以外の要因では，部屋の臭い，花の香り，香水や消臭剤も症状を誘発する可能性があるため，環境整備も心がける。

・食欲不振

　化学療法時の食欲不振は，薬剤の直接的副作用に加え，精神的ストレスや原疾患のがん病態も加わり，複雑で短時間に改善できない場合が多い。しかし，食欲不振は一定のレベルで推移するとは限らず，1日の中でも気分がよい時間を選び，食べやすい食品を食べることで，治療への意欲が維持されるケースもある。特に好まれる食品は，水分の多い，喉ごしのよいものである。果物，汁物，シャーベットやアイスクリームなどが，第一選択肢となる。また，個々の患者の記憶の中で嗜好に合ったものも対象となるので，事前の聞き取りや家族からの情報も生かして計画するとよい。

・下痢

　化学療法時の下痢は，早期に起こる早期性下痢（副交感神経の刺激からぜんどう運動が亢進する）と遅延性下痢（抗がん剤による腸粘膜の障害）など高率に発生する副作用である。

　食事量を減らし，刺激物，乳製品，脂肪，食物繊維を軽減し，刺激を避け，水分補給を心がける。

・口腔粘膜炎

　粘膜炎の程度により，経口摂取がある程度可能であれば，何より刺激を軽減した食事となるため，病院の形態調整食として三分粥食から五分粥食程度が対象となる。酸味の強いもの，香辛料の強いもの，ごまなどの粒も刺激となるためペースト状のものを使用する。

　温度は，体温に近い人肌程度を基準にするとよい。食欲不振時に好まれるシャーベットやアイスクリームも粘膜を刺激するので，慎重に利用する。

・口腔乾燥

　口腔乾燥が原因の粘膜炎や味覚変化も多いので，症状が悪化しないように口腔内の湿度を保つことが重要である。専用のゼリーやスプレーを用いることも有用だが，頻繁に水分補給を勧め，食事には水分の多い料理で軟らかく口当たりのよい献立を選ぶ。あんかけの料理やとろみを加えたり，汁物をつけるなどの配慮も必要である。

・味覚障害・嗅覚障害

　味嗅覚の障害は，化学療法の副作用として味蕾や神経の損傷により起こるが，加えて精神的な影響から味覚の低下を起こすこともある。味覚障害は，特定の味覚の低下や強調，各味覚のバランスが乱れることや，うま味の認知低下もあり，おいしく食べられない大きな原因となっている。一般的な傾向は，甘味を強く感じ，塩味が弱くなる傾向があるが，個人差が大きく，一定の法則を示さない。

　また，臭いに関しては，魚，肉，炊き立てのごはんなどの臭いを嫌な臭いと感じることが多く，それらの臭いを強く感じる傾向がある。

・骨髄抑制

　化学療法により，白血球数や血小板が減少し，感染にかかりやすくなったり，出血しやすくなる。白血球数が減少し，感染が心配されるときは，新鮮な食材を利用し加熱調理を行い，手洗いや調理器具の衛生にも気をつける。注意を要する目安は，白血球数1,000/μL以下，好中球500/μL以下とされるが，全身の栄養状態によっては，さらに早期の注意を要する。

3 栄養基準

　食事基準は，各患者の成分管理と形態調整を満足させるものである必要がある。

　前述のとおり，化学療法時では，治療経過により食欲や消化器症状が変化するので，可能な範囲で柔軟に基準を考える。主に現れる副作用に対応するためには，栄養摂取基準は，安静時エネルギー代謝を維持し，たんぱく質は腎機能に問題がなければ1.0g/kgを維持，脂質はn-3系脂肪酸が1g/日（可能なら2g/日）摂取できるよう配慮する。副作用対策を優先するため，炭水化物のエネルギー比はバランス食よりも高めになる傾向があるが許容する。経口摂取が長期に渡り減少または不可能となれば，静脈栄養も視野に入れる。

　特に必要栄養量が摂取不可能な場合の，食欲不振食の食事基準例を表3-61に示す。施設によっては，ご当地食として名前をつけ，親しみやすいよう工夫している。

　食品構成は，患者の嗜好や摂取可能な食品で個々に変更することが求められる。一般的に頻度の高い禁止は，魚禁止，肉禁止，卵禁止，香味野菜禁止，乳製品禁止であり，付加や変更コメントとしては，麺類，パン食，シャーベット付加，アイスクリーム付加，また，低栄養に対しては，各種栄養剤付加などが行われている。

表3-61　食欲不振食　食事基準例

食　種	エネルギー(kcal)	たんぱく質（g）	脂　質（g）	炭水化物（g）	食物繊維（g）
A 流動食	300 ～ 350	5 ～ 7	1.5 ～ 2	60 ～ 80	～ 1.5
B 流動・果物	600 ～ 650	20 ～ 25	5 ～ 8	100 ～ 130	～ 5
C 常食	900 ～ 1,000	30 ～ 35	10 ～ 13	160 ～ 200	8 ～ 9

4 **食品選択と調理のポイント**

・**悪心・嘔吐**

　悪心・嘔吐を誘発するものに食事の臭いがある。健康時に食欲をそそる香りも化学療法時には好ましくないため，臭い対策は重要である。また，一度に食べる食事量は普段より減らし，盛り付け，見た目も軽さを重視するとよい。

・臭いの強い食品を控える。

　にんにく，にら，ねぎなどの香味野菜を避ける。魚料理は特に刺激されることが多いので，鮮度の落ちた魚の料理は好ましくない。骨髄抑制がなければ，新鮮な白身の刺し身などが食べられることもあるので試してみるのもよい。

・食事の温度に気をつける。

　炊き立てのごはんや焼き立ての肉などは香りが強く，悪心，嘔吐を誘発する。食事は冷まして食べたり，症状の強いときには，調理をせず調理済み食品などの利用もよい。冷たいそうめんやうどんなどは，比較的好まれる献立である。肉などは，冷しゃぶなど冷まして食べる献立が優先される。

・味付けをシンプルにする。

　複雑な味付けは，健康体のときには好まれるが，悪心，嘔吐時は避ける。患者の好む味付けをシンプルに使用する方が症状を悪化させない。

・口当たりのよい料理とする。

　悪心，嘔吐時は食欲もないことから，食べやすく口当たりのよい料理がよい。シャーベットやゼリー，卵豆腐や冷奴などは好まれる。さっぱりとしたところてんや酢の物なども試してみる。

・**食欲不振**

　食欲不振の原因は複雑で，抗がん剤による直接的な作用に加え，精神的なストレスや不安によっても誘発される。また，病院内での食環境がよくない場合などは，さらに強くなる。食欲不振がある一定期間で改善されると予測されるときは，強く食事を強制せずリラックスさせ，食べたい時間に内容にこだわらず勧める余裕も必要である。

　食べたくても食べられない患者自身にとって，栄養状態の悪化防止のために食事を勧められることは，より辛い気持ちになることもあるので注意する。

・主食の形態を変えてみたり，少量にしてみる。茶碗に盛られたごはんより，小さなおにぎりやいなり寿司，サンドイッチなど形を変えることで食べやすくなる。

・果物や汁物，お茶漬けなど気軽に食べられる食品や料理を選ぶ。

・食卓にこだわらない気分転換も効果的なので，屋外でのランチや好きな場所での軽食（手まり寿司やカナッペ）なども勧めてみる。

・**下痢**

・食物繊維の多い料理（藻類，きのこ類，こんにゃく，ごぼう）は避ける。また，ガスを発生しやすいビール，炭酸飲料，いも類，豆類は多くならないよう調整する。

・脂質の多い料理（揚げ物，ソテー，ケーキ類）は避ける。

- 1回の食事量は少なめにする。
- 乳糖不耐症でなくても乳製品は避ける。
- 下痢による脱水を予防するため，イオン飲料などを利用するとよい。温度はあまり低くない人肌程度が目安となる。
- 水様便，出血がある場合は絶食とし受診する。

- **口腔粘膜炎**

  口内炎のあるときは，軟らかく，あまり噛まなくても食べられる料理が選択される。
  - 主食としては，軟らかいおじや，軟飯，雑炊などは刺激なく食べられ，好まれる。
  - 料理はあんかけや卵とじ，卵豆腐，具なし茶碗蒸しなどを中心に，おろしりんごやゼリーなども加えてみる。
  - フライなどは衣が粘膜を傷付けるため適さないが，乳化したマヨネーズで食材をコーティングすると刺激を軽減する。
  - 常に水分補給と併せると食べやすくなる。

- **口腔乾燥**

  口腔乾燥時は，常に口腔を保湿できる水分補給法と料理を考える。
  - 調理法は煮る蒸すなど，水分量を多く保つ調理がよい。
  - パンはパサついて食べにくいので，フレンチトーストやスープに浸すなど，食べやすくする。
  - ゼリー，ヨーグルト，プリンなど，なめらかで水分の多い補食を用意する。
  - 食事には，薄味のスープや飲み物などを合わせるよう献立に配慮する。

- **味覚障害・嗅覚障害**

  味覚障害や嗅覚障害は，食事をおいしく食べられない原因として大きく食欲不振に直結する。一定期間の味覚障害に対しては，検査をして感じにくい味覚を知り，補填することも食事量を確保することに有効である。

  味覚が感じにくい味（塩味，甘味，酸味，苦味）については，それぞれの味を強くしたり，特定の味が強い場合は，味付けをせず素材の味で食べることもよい。

  うま味を感じにくい場合は，だしを濃くとったり，グルタミン酸を添加すると食べやすくなる場合もあるので試してみるのもよい。
  - 口腔ケアを勧める。

    口腔のコンディションが悪かったり，口腔乾燥があると味覚が変化することがあるため，うがいや舌苔の除去など口腔ケアを定期的に行う。
  - 亜鉛など特定の栄養素の欠乏がないか注意する。

    亜鉛を多く含む食品として牡蠣，うなぎ，レバーなどがあるが，食欲不振時に食べにくいことがあるので，大豆製品，豆腐，きな粉，ごま，ナッツ類など食べやすい食品を利用する。
  - 塩やしょうゆを苦く感じたり，金属味を感じる場合は，不快な調味料を避けて，みそ味，酸味，マヨネーズなどを試してみる。

• 甘味を強く感じるときは，砂糖，みりんを避け，塩やレモンで調味する。

• 患者ごとに傾向が異なり複雑なため，面談を重ねて信頼関係を築き，対応を行う。

• **骨髄抑制**

　　食品衛生に気をつけて，一般細菌数が多い食事をとらないことが目標となる。必ずしも生ものが禁止されれば解決するものではないが，安全性を優先し，加熱食とする場合も多い。

• 刺し身，にぎり寿司，生卵などは避ける。

• ドライフルーツや乾燥いも，家庭で漬けた漬け物などは避ける。

• 発酵食品として，ヨーグルト，納豆，かびを含むチーズなどは避ける。

　　化学療法を完遂することを目標として，栄養管理は重要である。患者の苦痛を軽減しリラックスして治療が続けられるよう，多職種，患者自身，家族を含めたチーム医療が効果的である。

2 食物アレルギー食

1 特 徴

　　食物アレルギーとは，食物によって引き起こされる抗原特異的IgE抗体価な免疫学的機序を介して，生体にとって不利益な症状が誘発される現象をいう。

• **原因食物**

　　厚生労働科学研究班による調査によると，食物アレルギーの原因食物は全体で鶏卵，牛乳，小麦の頻度が高く，次いで甲殻類，果物類，そば，魚類の順である。

　　年齢別にみると0歳は鶏卵，牛乳，小麦で9割を占めるが，1歳以降になると鶏卵と牛乳は漸減する。鶏卵，牛乳の代わりに学童期以降では甲殻類やそば，果物類の頻度が高くなる。そのほかの原因食物に魚類，落花生，魚卵，大豆，他のナッツ類，肉類などが報告されている。

• **年齢分布**

　　食物アレルギーの年齢分布は0歳を筆頭として年齢とともに減少する。患者の約7割が4歳以下で乳幼児に多い病態であるが，成人例も存在する。

• **症状**

　　症状は蕁麻疹などの皮膚症状が多く，89%の患者に認められる。次いで呼吸器症状，粘膜症状，消化器症状，神経症状，循環器症状など多彩である。患者の約1割は生命の危険を伴うショック症状を呈する。

　　入院の給食提供時にも調理中の混入，誤配膳，誤食による症状誘発の可能性があるため，給食作成から喫食まで細心の注意を要する。症状が誘発された場合，ことにアナフィラキシーショックに対しては，迅速な対応が求められる。

• **診断と治療**

　　診断は，問診のほかに血液検査（特異的IgE抗体検査，好塩基球ヒスタミン遊離試験

など），皮膚プリックテスト，食物経口負荷試験（入院・外来）などによって確定される。

　治療は原因食物を回避（除去）する食事療法と，出現した症状に対する対症療法からなる。原因食物の種類や症状の程度，耐性獲得（小児の場合，成長に伴い摂取可能となる）の有無やその時期は患者によって異なるので，個々に応じた栄養管理となる。また，ケアが必要な患者の多くは成長期であるため，原因食物の配慮をしつつ必要な栄養素の確保が必要となる。

　医師による定期的な評価によって耐性獲得の指示，あるいは免疫療法による症状の改善がなされた場合には，除去の変更や解除の指導を行い，通常の食生活を営むための支援を行う。

　学童期以降の重症児に対しては，積極的治療として経口免疫療法が試みられている。現時点では，一部の専門医療機関によって研究的に行われている段階である。

2　食事療法

　臨床型分類別の特徴とポイントを表3-62に示した。

表3-62　臨床型分類別の食事療法のポイント

・新生児・乳児消化管アレルギー

　消化管症状を主とし，牛乳たんぱくが原因の患者が大半を占める。代替ミルクとして牛乳アレルゲン除去調製粉乳が用いられる。

・食物アレルギーの関与する乳児アトピー性皮膚炎

　小児期の食物アレルギーのタイプとして高頻度に認められる。乳児期のアトピー性皮膚炎に伴って発症，原因食物の除去によって湿疹の軽快が認められる。年齢とともに治癒することが多い。定期的な受診で経過観察を行い，寛解時には早期に除去解除を勧める。

・即時型

　摂取後2時間以内に症状を呈する。アトピー性皮膚炎を合併しない乳児で初めての食物の摂取での発症がある。

・食物依存性運動誘発アナフィラキシー（FDEIA）

　比較的まれであり，食後2時間以内の運動負荷による発症が大部分である。小学校高学年以降の学童で給食後に誘発される頻度が高い。原因食物に留意して食後の安静を保つことが必要である。

・口腔アレルギー症候群（OAS）

　口腔粘膜に限局する即時型アレルギーである。患者が花粉症を有していることが多い。花粉症患者にみられるOASを花粉-食物アレルギー症候群（PFAS）と呼ぶ。原因食物の加熱処理による抗原タンパクの変性で，一部の患者では摂取可能となる。

資料）海老澤光宏他監修：食物アレルギー診療ガイドライン2016，協和企画，2016を基に作成

・医師の指示に基づいた必要最小限の原因食物の除去

　患者の保護者（家族）の中には，受診までに得た情報や症状発現の不安から自己判断で食物回避を行っている，あるいは食物除去の範囲が曖昧なケースがみられるので，患児と家族の食生活状況の詳細な把握が必要である。

　原因食物であっても症状が誘発されない摂取量（範囲）が医師から指示された場合は，それを超えない範囲で摂取できる。ただし，患者の体調不良時には誘発閾値が低下する場合があることに留意する。

・栄養素の確保

　原因食物以外を用いて通常の食事量が摂取できれば，栄養素欠乏の問題は生じにくい。

　極端に偏った食事や哺乳量不足，離乳食の大幅な遅れがあると，体重増加不良，微量栄養素不足をもたらすことがあるので，身長体重曲線などを用いた成長過程の検討や，栄養素摂取状況による定期的な栄養評価が必要である。

● 牛乳アレルギー

　カルシウムの摂取量が減少する。牛乳に加えて鶏卵，魚類の同時長期間の除去は，ビタミンD欠乏症のリスクを高めるという報告がある。牛乳アレルゲン除去調製粉乳などカルシウム，ビタミンDを含有する食品の積極的な摂取，適度な日光浴，食物経口負荷試験等による摂取可能な魚類の検索などを指導する。

● 離乳食

　原因食物以外の食物を用いて，厚生労働省策定「授乳・離乳の支援ガイド」（2019年）に従って進める。基本的に離乳開始時期や進め方も通常通りとする。

　初めての食物は新鮮で十分に加熱した食材を少量から与え，問題がなければ少しずつ増やす。患児の体調のよい午前中から昼間に与えると，症状誘発があっても医療機関の受診が可能である。

・症状誘発予防

　食物アレルギーの関与する乳児アトピー性皮膚炎や重症児では，原因食物の摂取はもとより，接触や経皮感作を含めた抗原回避が求められる。

　食卓や患児の手の届く場所（ごみ箱を含む）に原因食物を放置せず，家族が摂取した原因食物を含む食物くずが床に残らないよう，こまめな清掃を促す。

　調理器具（まな板，鍋，菜箸，スポンジなど）や調理担当者の衣服や手指，食品の飛散，ゆで汁・揚げ油，食器からの原因食物の混入に注意する。

　安全確保の面から加工食品の原材料表示，アレルギー表示，注意喚起表示を利用した食品選択のアドバイスは必須である。

　現在アレルギー特定原材料（義務表示）は卵，乳，小麦，落花生（ピーナッツ），そば，えび，かにの7品目に限られている。推奨表示（21品目）は製造者に表示記載が委ねられているため，確実な表示がなされていない。また，同じパッケージの商品であっても，製造者が価格変動や品質改良を目的として原材料や配合の変更があることに留意する。

発症閾値の低い重症児においては，コンタミネーション（意図しない混入）を考慮し，外食，店頭販売される総菜，露天販売品などは控える。

- **症状の改善による除去の変更や解除の支援**

　除去の変更や解除は，食物アレルギーの治療を終え，患児が通常の食生活へ移行するために重要な支援である。食物経口負荷試験によって耐性獲得が確認でき，医師から摂取可能量が指示された場合は，少量ずつ食事に取り入れる指導を行う。食品には加熱卵，生乳またはヨーグルト，うどんなどが用いられる。

　継続摂取で症状誘発がなければ，他種の加工品の導入を促す。例えば小麦アレルギーで，ゆでうどん100g（1/2玉）が摂取可能量と指示された場合，小麦たんぱく質量2.6gに相当する薄力粉約30g，パスタ20g程度の摂取を勧めることができる。

　一方，症状誘発に対するトラウマや長期間の厳格な除去により，除去の解除が受け入れ難いケースがある。抵抗が生じないように，初期はテクスチャーや香り，呈味などを考慮した少量からの導入（原因食物を微量に含む加工食品など）が望ましい。

❸ 栄養基準

　小児期の食事摂取基準に準じる。

❹ 食品選択と調理のポイント

　図3-7に鶏卵・牛乳・小麦を使用しない朝食の展開と代替方法例，及び表3-63に原因食物別の食品選択と調理のポイントを示した。料理の手間や費用を抑え，誤食を防ぐためにできる限り家族が同じメニューであることが望ましい。

　原因食物が多品目にわたる患児は，素材からの手作り料理が中心となる。食事づくりが重荷にならないように，家族の食生活状況を勘案した食事計画とする。

　必要に応じて特定原材料を使用しない加工食品を取り入れることで，料理時間の短縮や手間を軽減し，嗜好に合わせた料理のレパートリーを増やすことができる。食物アレルギーに配慮された食品例を参考資料にまとめた。

　また料理教室など，保護者同士の情報交換の場を通じて，保護者の孤立や苦悩をできるだけ緩和してQOLを維持できるような工夫や継続的な支援が求められる。

　食事は本来，家族の団欒をもたらすもので子どもの楽しみでもある。身の回りの豊富な食材に目を向けて家族が豊かな食卓を囲み，負担の少ない安全な食生活と治療効果の向上を目指した支援が望まれる。

図3-7 鶏卵・牛乳・小麦を使用しない朝食の展開と代替方法例

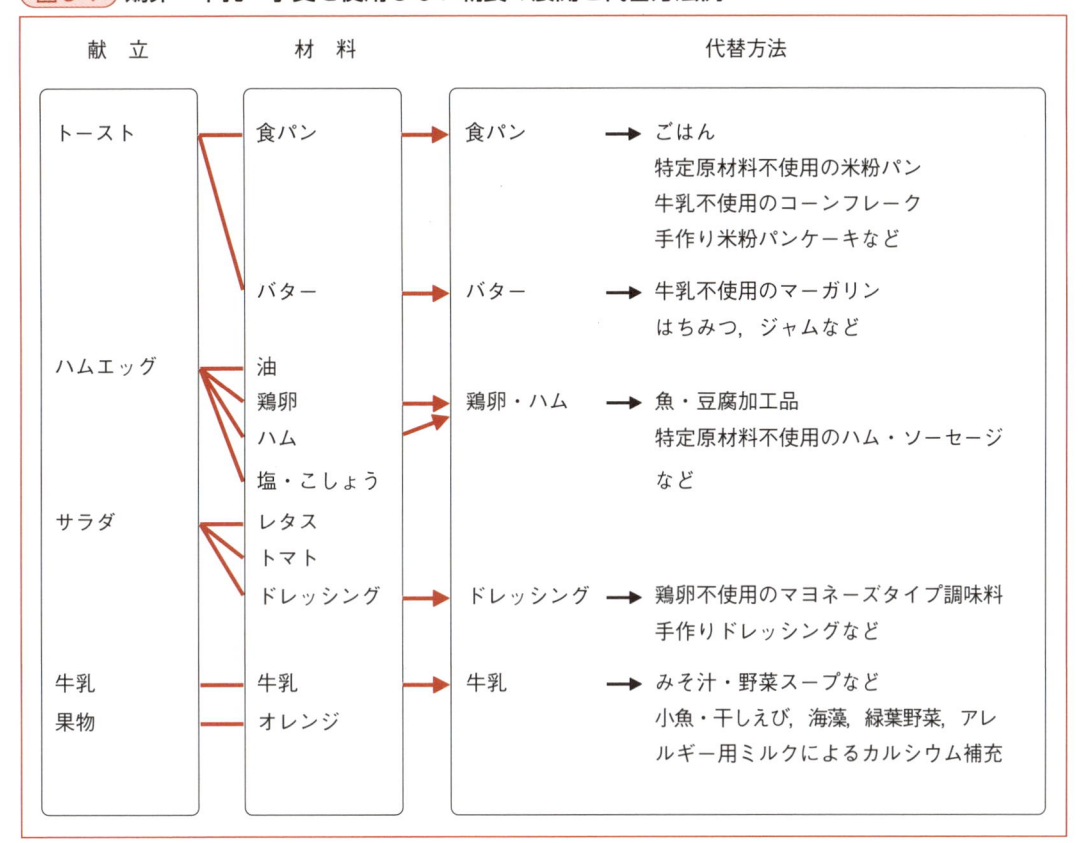

資料）高松伸枝，近藤康人，柘植郁哉，宇理須厚雄：除去を進めるための食事指導，アレルギーの臨床33（442）：329〜333, 2013

病院食 第3章

表3-63 原因食物別の食品選択と調理のポイント

- 鶏卵
  - 鶏肉，魚卵は原因抗原が異なる。
  - 肉，魚，大豆などで代替して主菜とする。
  - 加熱により抗原性が低下する。加熱卵は摂取できても，生・半熟卵や，カスタードクリーム，アイスクリーム，マヨネーズなど高温加熱されていない製品は摂取が難しいことがある。
  - 鶏卵を含む食品添加物：レシチンなど（卵由来と記載）。
    卵殻カルシウムはほとんど卵たんぱく質を含まないため，一般的に焼成・未焼成ともに除去対象としない。
- 牛乳
  - 牛肉は原因抗原が異なる。
  - アレルギー用ミルク，骨ごと食べられる魚介類，海藻，緑葉野菜，豆腐加工品などでカルシウムを補充する。
  - 牛乳を含む加工食品や乳成分の原材料表示，代替表記の種類は多く，十分な理解が必要となる。
  - 乳由来の原材料：ホエイ，乳糖，れん乳，バターオイル，脱脂粉乳，クリームパウダーなど。
    乳由来と記載されていない乳化剤，乳酸カルシウム，カカオバターなどは乳成分が含まれない。
- 小麦
  - ほかの麦類の交差反応性は低い。
  - 主食を米・雑穀粉製品，いも類などで代替する。
  - 市販のしょうゆは発酵により抗原性が消失するとされる。基本的に除去対象とする必要はない。
  - グルテン入り米粉パンに注意する。
- 大豆
  - ほかの豆類の交差反応性は低い。
  - みそやしょうゆなどの調味料の材料であるが，発酵による抗原性の低下で摂取できることが多い。
  - 通常の調味料の摂取が難しい場合は，米や雑穀原料の調味料を使用する。
  - 大豆原料の食品添加物：レシチン，β-アミラーゼ，サポニンなど（大豆由来と記載されることが多い）。

参考資料 食物アレルギーに配慮された食品例

分類		種類	品名	(単位)	エネルギー(kcal)	たんぱく質(g)	脂質(g)	炭水化物(g)	食塩相当量(g)	製造・販売	備考
牛乳		特別用途食品 病者用（許可基準型）アレルゲン除去食品	明治ミルフィーHP	100g当たり	462	11.7	17.2	66.2	0.4	㈱明治	乳清分解物 最大分子量3500
		大豆乳	ボンラクトi	100g当たり	479	12.9	20.6	61.5	0.4	和光堂	調整粉末大豆乳・分離大豆たんぱく質使用
			乳たんぱく質消化調製粉末 MA-mi	100g当たり	477	12.6	20.0	62.2	0.4	森永乳業㈱	カゼイン・乳清分解物 最大分子量2000
			ビーンスターク ペプディエット	100g当たり	481	14.5	20.6	59.4	0.4	ビーンスターク・スノー㈱	カゼイン分解物 最大分子量1500
			乳たんぱく質消化調製粉末 ニューMA-1	100g当たり	466	13.0	18.0	63.5	0.4	森永乳業㈱	カゼイン分解物 最大分子量1000
			明治エレメンタルフォーミュラ	100g当たり	391	11.5	2.5	78.8	0.5	㈱明治	窒素源：精製アミノ酸
米	代替食品	アレルゲン低減化包装米飯	A-カットごはん	100g当たり	165	2.1	0.4	36.7	0.009	越後製菓㈱	塩可溶性タンパク（アルブミン・グロブリン）を95%カット
小麦粉		微細米粉	米の粉	100g当たり	362	6.2	0.9	78.5	0.005	共立食品㈱	
		イネ科白高きび粉	ホワイトソルガム（ソルガムきび）	100g当たり	351	9.6	1.5	75.9	0.003	中野産業㈱	自社専用工場製造
パン		米粉パン	みんなの食卓米粉パン	100g当たり	268	3.4	6.1	49.8	1.2	日本ハム㈱	
麺		ライスパスタ	ライスパスタ スパゲティスタイル	100g当たり	349	6.5	1.2	78.0	0.025	ケンミン食品	原料：精米、玄米
		ひえ粉めん	ひえ粉めん	100g当たり	362	8.5	3.6	74.0	0.003	㈱創健社	
卵製品		マヨネーズタイプ調味料	日清マヨドレ	15g当たり	81	0	8.6	1.0	0.4	日清オイリオグループ㈱	
乳製品		マーガリン	A-1ソフトマーガリン	10g当たり	73.5	0	8.16	0.02	0.1	ボーソー油脂㈱	
		発酵豆乳食品	豆乳で作ったヨーグルト	110g当たり	76	4.4	2.7	8.5	0.1	ポッカサッポロフード&ビバレッジ㈱	
		豆乳ホイップクリーム	乳製品を使っていない豆乳入りホイップ	100mL当たり	386	1.0	41.0	3.2	0.06	スジャータめいらくグループ	
肉加工品		ハム	みんなの食卓ロースハム	52g当たり	71	10.3	2.8	1.0	1.3	日本ハム㈱	
魚加工品		ちくわ	活ちくわ	26g当たり	27	2.9	0.3	3.3	0.6	日本水産㈱	
調理済み食品		カレールウ（レトルト食品）	アンパンマンミニパックカレー ポーク甘口	50g当たり	32	0.7	0.8	5.5	0.6	㈱永谷園	
		ベビーフード	かぼちゃとさつまいも	70g当たり	39	0.6	0.1	8.8	0.0	キューピー㈱	
		シチュールウ（粉末タイプ）	特定原材料7品目不使用シチューミクス（クリーム）	17.5g当たり	67	0.89	1.8	11.9	2.3	ハウス食品㈱	アレルギー特定原材料7品目不使用
調味料	特定原材料不使用	えんどうまめしょうゆ	えんどうまめしょうゆ	15mL当たり	12	1.0	0.0	1.7	2.4	キッコーマン	原料：えんどう豆
		しょうゆ風調味料	旨味しょうゆ さしすせそ	100g当たり	8	0.9	0	1	13.0	辻安全食品㈱	
		雑穀みそ	こめのみそクリーミー	100g当たり	234	4.0	0.8	52.9	9.9	マルカ味噌㈱	
		ウスターソース	イカリウスターソース300	15mL当たり	21	0.1	0	5.2	1.4g*	イカリソース㈱	*食塩相当量
菓子		ケーキ	すこやかフルーツケーキ	1/4切れ	293	1.8	13.9	40.1	0.25	タカキヘルスケアフーズ㈱	原料：豆乳入りホイップ、米粉など
		氷菓	豆乳アイス soyバニラ	100mL当たり	127	1.3	4.8	19.7	0.1	クラシエフーズ㈱	

第3章

病院食

参考文献

一般食・特別食

・寺本房子，渡邉早苗，松崎政三編著：医療・介護老人保健施設における臨地実習マニュアル－臨床栄養学第 5 版，建帛社，2014
・木戸詔子，福井富穂編：臨地・校外実習のてびき第 2 版，化学同人，2010

成分別栄養管理

・日本肥満学会：肥満研究　臨時増刊号　肥満症治療ガイドライン 2006 Vol.12
・日本肥満学会：肥満研究　臨時増刊号　肥満症診断基準 2011 Vol.17 Extra Edition
・日本肥満学会編：肥満症診療ガイドライン 2016，ライフサイエンス出版，2016
・日本肥満学会編：生活習慣病改善指導士ハンドブック，2013
・日本糖尿病学会編・著：糖尿病治療ガイド 2018-2019，文光堂，2018
・日本糖尿病学会編：科学的根拠に基づく糖尿病診療ガイドライン 2013，南江堂，2013
・日本糖尿病学会編・著：糖尿病食事療法のための食品交換表第 7 版，文光堂，2013
・(株) ヘルシーネットワーク：「にこにこ食品」カタログ，2019 年 4 月～ 2020 年 3 月号
・文部科学省：日本食品標準成分表 2015，2015
・日本動脈硬化学会：動脈硬化性疾患予防ガイドライン 2017 年版，2017
・佐々木　敏：脂質異常症，診断と治療，Vol.101 No.10，2013
・日本高血圧学会高血圧治療ガイドライン作成委員会編：高血圧治療ガイドライン 2019，日本高血圧学会，2019
・江崎　治：コレステロールと動脈硬化予防，動脈硬化予防，Vol.5 No.2，2006
・板倉弘重，寺田幸代：脂肪酸と高脂血症，栄養－評価と治療，Vol.19 No.2，2002
・多田紀夫：日本人の適正なコレステロール値，からだの科学，248 号，2006
・柳内秀勝，多田紀夫：高脂血症と食事療法〈1〉，COMPLICATION －糖尿病と血管－，Vol.10 No.1，2005
・日本動脈硬化学会：動脈硬化性疾患予防ガイドライン 2017 年版，2017
・安東克之：食事療法のエビデンス，臨床栄養，Vol.107 No.2，2005
・厚生労働省，日本医師会，(独) 国立健康・栄養研究所：健康食品による健康被害の未然防止と拡大防止に向けて，2013
・農林水産省ホームページ：すぐにわかるトランス脂肪酸（http://www.maff.go.jp/j/syouan/seisaku/trans_fat/t_wakaru/，2015 年 8 月現在）
・日本腎臓学会編：慢性腎臓病に対する食事療法基準 2014 年版，東京医学社，2014
・黒川清監修，中尾俊之，小沢　尚，酒井　謙 他編：腎臓病食品交換表第 9 版－治療食の基準－，医歯薬出版，2016
・(株) ヘルシーネットワーク：「いきいき食品」カタログ，2019 年 4 月～ 2020 年 3 月号
・日本腎臓学会編：慢性腎臓病に対する食事療法基準 2014 年版，東京医学社，2014
・日本透析医学会学術委員会ガイドライン作成小委員会栄養問題検討ワーキンググループ：慢性透析患者の食事療法基準，透析会誌 47（5）：287-291，2014
・日本透析医学会，血液透析患者の糖尿病治療ガイド作成ワーキンググループ：血液透析患者の糖尿病治療ガイド 2012，透析会誌 46（3）：311-357，2013
・日本透析医学会，腹膜透析療法ガイドライン作成ワーキンググループ委員会：腹膜透析ガイドライン，透析会誌 42（4）：285-315，2009
・飯田喜俊・兼平奈々編：スタッフから患者さんに伝えたい 慢性腎臓病 CKD 食事指導のポイント第 2 版，医歯薬出版，2013
・日本腎臓学会編：エビデンスに基づく CKD 診療ガイドライン 2018，東京医学社，2018
・糖尿病性腎症合同委員会：糖尿病性腎症病期分類 2014 の策定（糖尿病性腎症病期分類改訂）について，透析会誌 47（7）：415-419，2014
・長浜幸子，長崎洋三，手塚　緑編著：実践臨床栄養学実習第 2 版，第一出版，2014
・玉川和子，口羽章子，木戸詔子編著：臨床栄養学実習書第 12 版，医歯薬出版，2015
・武田英二：臨床病態栄養学第 3 版，文光堂，2013
・国立療養所中野病院（現在は国立研究開発法人国立国際医療研究センター病院に統合）約束食事箋

・急性膵炎診療ガイドライン2015改訂出版委員会：急性膵炎ガイドライン2015, 2015
・日本消化器病学会：慢性膵炎ガイドライン2015(改訂第2版), 南江堂, 2015

分粥系

・澤　純子 / 細田四郎監修, 日本栄養士会編：胃腸病, 病態栄養実務双書, 第一出版, 1977
・寺本房子, 渡邉早苗, 松崎政三編著：医療・介護老人保健施設における臨地実習マニュアル－臨床栄養学第5版, 建帛社, 2014
・渡邉早苗・寺本房子・笠原賀子他編：新しい臨床栄養管理第3版, 医歯薬出版, 2010
・佐藤和人, 本間　健, 小松龍史編：エッセンシャル臨床栄養学第8版, 医歯薬出版, 2016
・本田佳子, 土江節子, 曽根博仁編：栄養科学イラストレイテッド臨床栄養学基礎編改訂第2版, 羊土社, 2016
・中村丁次監修：栄養アセスメントの意義－栄養状態を見極めるために－, 医科学出版社, 2013

その他の特別食

・丸山道夫編：癌と臨床栄養, 日本医事新報社, 213-216, 2010
・公益財団法人がん研究振興財団監修, 桑原節子編集：食事に困った時のヒント最新版, 公益財団法人がん研究振興財団, 2015
・「食物アレルギーの栄養指導の手引き2011」検討委員会（研究代表者　海老澤元宏）厚生労働科学研究費補助金　免疫アレルギー疾患等予防・治療等研究事業　食物アレルギーの発症要因の解明および耐性化に関する研究：食物アレルギーの栄養指導の手引き2011, 2012
・「食物アレルギーの栄養指導の手引き2008」検討委員会（研究代表者　今井孝成）厚生労働科学研究費補助金　免疫アレルギー疾患等予防・治療等研究事業　食物アレルギーの発症要因の解明および耐性化に関する研究：食物アレルギーの栄養指導の手引き2008, 2009
・中村丁次, 板垣康治, 池澤善郎, 他編：食物アレルギー AtoZ, 第一出版, 2012
・海老澤元宏監修, 今井孝成, 高松伸枝, 林典子編：食物アレルギーの栄養指導, 医歯薬出版, 2018
・海老澤元宏, 伊藤浩明, 藤澤隆夫監修, 日本小児アレルギー学会食物アレルギー委員会作成：食物アレルギー診療ガイドライン2016(2018年改訂版), 協和企画, 2018
・高松伸枝, 近藤康人, 柘植郁哉, 宇理須厚雄：除去を進めるための食事指導, アレルギーの臨床**33**（442）: 329-333, 2013
・「食物アレルギーの栄養指導の手引き2017」検討委員会（研究代表者 海老澤元宏）厚生労働科学研究費補助金 難治性疾患等政策研究事業 免疫アレルギー疾患等政策研究事業（免疫アレルギー疾患政策研究分野）食物アレルギーに対する栄養・食事指導法の確立に関する研究：食物アレルギーの栄養指導の手引き2017, 2017

第3章

病院食

第4章 介護食

1 高齢者の栄養管理と介護食

　団塊の世代が75歳以上となる2025年を目途に，重度な要介護状態となっても住み慣れた地域で自分らしい暮らしを人生の最後まで続けることができるよう，住まい・医療・介護・予防・生活支援が一体的に提供される地域包括ケアシステムの構築の実現が推進されている。今後，介護食を必要とする高齢者が増えることが予想され，食べることを支えるための支援サービスが，住み慣れた地域で総合的に提供される体制が求められる。

　疾病を抱えても自宅等の住み慣れた生活の場で療養し，自分らしい生活を続けるためには，地域における医療・介護の関係機関が連携して，包括的かつ継続的な在宅医療・介護の提供を行うことが必要である。

1 高齢者の栄養管理

　高齢者は，身体状況における個人差が大きく，元気な高齢者から要介護高齢者まで幅が広いのが特徴である。加齢に伴って生じる機能低下は食生活に大きな影響を及ぼす。

　毎日の営みである「食べること」を通じて，高齢者の低栄養状態の改善をはかり，自己実現を目指すものである。高齢者にとっての「食べること」を楽しみや生きがいの上から重視し，「食べること」への支援を通じて，社会参加，生活機能の向上，コミュニケーションの回復，食欲の回復や規則的な便通といった生体リズムの保持へとつなげる。高齢者が十分に「食べること」は，生きる源であるたんぱく質とエネルギーを十分に摂取することでもある。たんぱく質とエネルギーの十分な摂取により筋たんぱく質の維持をはかり，身体機能や生活機能を維持するが，他方では，内臓たんぱく質を維持して腸粘膜の構造や免疫機能を保持して，要介護状態や重度化を予防する。

2 介護食と栄養ケア・マネジメント

　食べることは，人間の基本的欲求である「食べる楽しみ」を重視し，それによって低栄養状態を予防・改善し，高齢者の身体機能・生活機能・免疫機能を維持・向上させ，QOLの維持・向上に資するものである。高齢者が自己実現のできる喜びを味わえるよう「食べることを支援する」ことを目的として行う点で，従来の「栄養食事指導」とは一線を画していることに留意すべきである。栄養ケア・マネジメントは，単にエネルギー，たんぱく質の付加による栄養指標の改善に終始するものではなく，個々の高齢者や家族が長い間に築いてきた価値観や食文化，生活習慣やその環境を十分に把握した上で，個々の身体状況，栄養状態を科学的にアセスメントし，把握された高齢者自身の生活における問

題について，どのように問題を解決したら，「食べること」が「食べる楽しみ」となり，さらには栄養改善を通じて，高齢者が期待する自己実現に結びつくのかを，高齢者や家族とともに考え，栄養管理上の問題や課題を一緒に解決し，生活そのものに「食べること」を「楽しみ」として位置づけていくプロセスを重視する。

3 高齢者の食事の留意点

　高齢者では，生理的老化現象による消化液の分泌機能や消化管運動機能の低下，歯の損失，義歯の不適合，歯の欠損による咀嚼力の低下，味覚の低下，口渇感が感じにくいなどの症状がみられる。また，認知症や脳血管疾患により摂食・嚥下障害を生じることがあり，食欲不振，低栄養，脱水に陥る要因ともなる。このような身体の状況を考慮して，食形態の調整や調理法を工夫する。

2 介護食の実際

1 摂食・嚥下障害

　摂食・嚥下とは，食物が認知され，口腔，咽頭，食道を経て胃に至るまでのすべての過程をいう。摂食・嚥下障害とは，この一連の動作に障害があることをいう。摂食・嚥下障害によって，食べ物の一部あるいは全部が声帯以下の気道に流入することを誤嚥といい，飲食物・分泌物・胃内容物の誤嚥により起こる肺炎を誤嚥性肺炎という。高齢者では，一見，食欲不振と思われる症状の背景に，誤嚥もしくは誤嚥性肺炎が潜んでいたり，嚥下障害のために食事をとれない場合があるので，摂食・嚥下障害の評価が必要である。

1 摂食・嚥下障害の原因

　　摂食・嚥下障害をきたす原因疾患として，脳梗塞・脳出血などの脳血管障害，パーキンソン病や重症筋無力症などの神経・筋疾患，炎症，腫瘍，中毒，外傷などがある。

　　摂食・嚥下障害の原因は，大きく3つに分けられる。

- **器質的原因**：食物の通路の構造に問題があり，通過を妨げている。
- **機能的原因**：食物の通路の動きに問題があり，うまく送り込むことができない。加齢も機能的原因の一つとなる。
- **心理的原因**：摂食の異常や嚥下困難を訴える患者のうち，理学的所見や検査上明らかな異常が認められない場合。

　　その他，覚醒レベルの低下を招く抗精神病薬及び精神安定剤，抗けいれん剤などの服用により，誤嚥を誘発する恐れがある。

2 摂食・嚥下機能に適した食べ物

　　噛みにくい，飲み込みにくい食品・料理の例は，図4-1のとおりである。安全に食事をとるためには，患者個々の摂食・嚥下機能の状態に適した食事形態に調整することが求められる。

　　食形態の調整の際の注意点として，次のようなことがあげられる。

・食材の密度（大きさ・硬さ）が均一であること

　　食べ物を噛み砕いて食塊形成することが難しい場合には，食材の大きさや硬さを均一にするとよい。調理に用いる食材は，大きさをそろえて同じ軟らかさになるように調理をする。咀嚼・嚥下の状態によって，ミキサーやフードカッターでペースト状にしたり，すりつぶしたり，裏ごすことにより，密度を均一にする。

・適度な粘度と凝集性（まとまり）があること

　　咀嚼時に口腔内でバラバラになる食品は，食塊形成が困難になる。単なる「刻み食」は，誤嚥のリスクが高くなるため危険である。片栗粉のあんやとろみ調整食品，ゼラチン，粘りやとろみのある食材（やまいも，アボカド，マヨネーズなど）を利用して，まとまりのある形態に仕上げる。ただし，時間の経過とともにとろみの状態が変化するものは向いていない。粘度をつける食材は，図4-2のとおりである。

・飲み込むときに変形し，すべりがよいこと

　　咽頭を通過するときに変形しにくいものは，飲み込みにくく，誤飲や誤嚥のリスクがある。咽頭通過の際に変形しやすい軟らかさに調理し，スムーズに咽頭通過できるようなすべりのよい形態に仕上げる。例として，ゼラチンゼリーやプリン，ババロアがある。

図4-1　噛みにくい，飲み込みにくい食品・料理の例

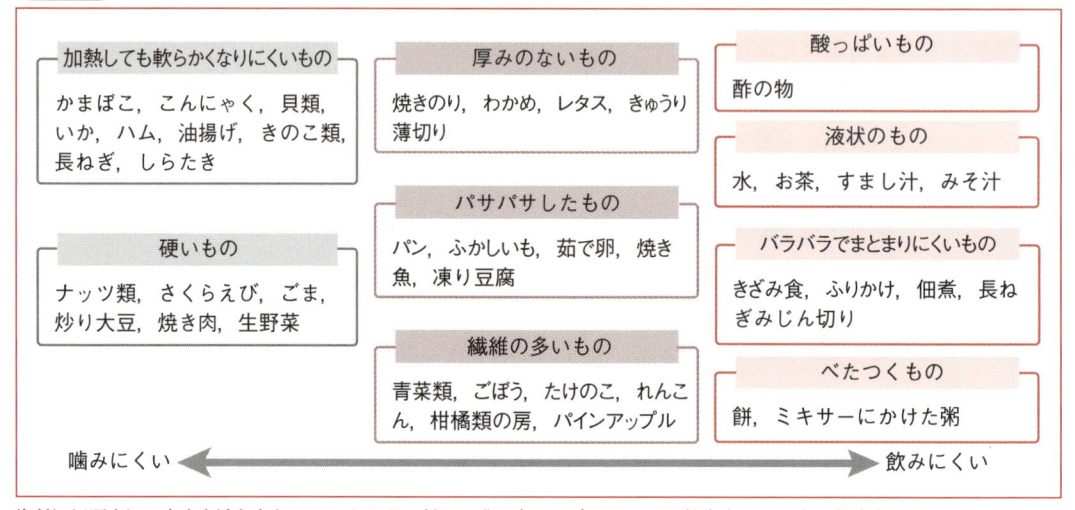

資料）江頭文江：在宅生活を支える！これからの新しい嚥下食レシピ，p.118　三輪書店，2008を一部改変

図4-2　粘度をつける食材（例）

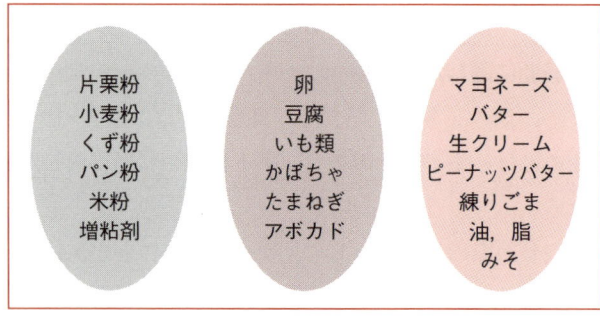

・口腔粘膜や咽頭への付着性が低いこと

　トマトの皮やわかめ・のり・葉物などの薄いもの，餅などのベタベタしたもの，ふかしいもののように水分の少ないものは口腔内に貼り付きやすいので，嚥下機能が低下している場合，飲み込むことが難しくなる。適度な水分や脂肪分，とろみを加えてなめらかな形態に調整する。

　注意点として，とろみ調整食品を使用する場合には，使用量によって付着性が増すので，使用量の確認が必要である。

・食品の硬さと粘度

　日本介護食品協議会のユニバーサルデザインフードでは，在宅で利用される方が商品を選ぶ目安として，食品を「硬さ」や「粘度」に応じて「容易にかめる」「歯ぐきでつぶせる」「舌でつぶせる」「かまなくてよい」に区分している（表4-1）。

　協議会会員である食品メーカーが協議会の規格に基づき製造・販売している商品にはこれらの区分とロゴマークを表示しており，介護食品の利用者が商品を選びやすいように商品パッケージやパンフレットなどに記載されている。

　また，2014年11月農林水産省より新しい基準として「スマイルケア食」が発表され，現在普及がはかられている。

③　介護食の調理上の工夫と注意

・切り方の工夫

　肉も野菜も繊維に直角に切る。筋をたたく，細かく切り目を入れる。麺は食べやすい長さに切る。肉には筋のような繊維が多くあるので，繊維に対して垂直に切ることで食べやすくなる。刻むとバラバラになりやすいので，調理法に注意する。

　・食材の繊維を断ち切る

　　たまねぎは繊維を断ち切ると，煮崩れしてトロトロになる。

　・皮をむく

　　きゅうり，なす，トマトなどは皮をむくと噛みやすい。

　・短く切る

・加熱法の工夫（調理法の工夫）

　加熱時間を長くする，硬い材料は下茹でする。ただし，たんぱく質は加熱しすぎると硬くなるので注意が必要である。魚や肉は蒸すと身がふっくらとする。

表4-1　ユニバーサルデザインフードの介護食区分表

区　分	容易にかめる	歯ぐきでつぶせる	舌でつぶせる	かまなくてよい
かむ力の目安	硬いものや大きいものはやや食べづらい	硬いものや大きいものは食べづらい	細かくて軟らかければ食べられる	固形物は小さくても食べづらい
飲み込む力の目安	普通に飲み込める	ものによっては飲み込みづらいことがある	水やお茶を飲み込みづらいことがある	水やお茶を飲み込みづらい

資料）日本介護食品協議会

- 軟らかさの工夫
  - ・加熱時間を長くする。
  - ・圧力鍋を使う。
  - ・漬け込んでから調理する（麹，ヨーグルト，酵素，パパイヤ，たまねぎなどに漬ける）。
  - ・つなぎを入れる（やまいも，卵，パン粉など）。
- パサパサした食材をしっとりさせる工夫
  - ・牛乳，だし汁等の水分を加える（料理例：スクランブルエッグ，茶碗蒸し，パン粥，スイートポテトなど）。
- なめらかな食感にする工夫
  - ・油脂類を加える（油，脂，バター，マヨネーズ，生クリームなどを加える）。

- **介護食の作り方のコツ（食材別）**
  - 肉類
    - ・赤身肉よりも，脂肪分がある方が軟らかい。
    - ・酒，酢，みそ，砂糖等に漬け込む。
    - ・肉たたきでよくたたく。
    - ・焼き物は，蒸してから焼き目をつける。
    - ・肉にでんぷんをまぶしてから煮る。
    - ・たんぱく質分解酵素を含むキウイフルーツ，パパイヤ，パインアップルに漬け込む（市販粉末品もある）。
    - ・圧力鍋を使用する。
    - ・二度挽きした挽き肉を使用し，やまいもなどのつなぎを使う。
  - 魚介類
    - ・煮る，蒸すなどの調理法を選ぶ。
    - ・脂肪の多い魚は，ほぐれやすくパサパサしない。
    - ・刺し身は，たたいて油分を加えるとなめらかになる。
    - ・かに，たこ，貝類は，すりつぶして使用する。
  - 卵類
    - ・茶碗蒸しのように水分を加えて蒸す（加熱しすぎると硬くなるので注意する）。
    - ・茹で卵はパサパサして食塊形成しにくく，誤嚥しやすいので，マヨネーズ等と混ぜて使う。
    - ・黄身酢等にすると粘度がつく。
    - ・つなぎの食材として使う。
  - 豆類
    - ・圧力鍋で煮る。
    - ・重曹を用いるなどして，軟らかく仕上げる。
    - ・豆乳のような加工品を使う。

・水分の少ない凍り豆腐やきなこ等は，水分を含ませた調理法にする（ただし，水分でむせる場合は，凍り豆腐のように噛むことにより煮汁が口腔内に出てくるものは，不向きである）。

- 野菜類
  ・葉物は軟らかく，筋のない葉先を使用する。
  ・つぶす，ペースト状にする。
  ・圧力鍋で煮る，重曹を用いるなどして，軟らかく仕上げる。
  ・皮を厚くむく。
  ・繊維を断つように切る。

- いも類
  ・熱を加えると軟らかくなり，ペースト状にしやすい。
  ・おろしがねやすり鉢ですりおろすと粘りが出る。
  ・つなぎとしての役割がある。
  ・生クリーム，マヨネーズ等の油脂を用いるとなめらかになる。

- 穀類
  ・パンは水分が少ないので，牛乳等を加えて調理する。
  ・粥をミキサーにかけるとべたつきが強く，飲み込みにくくなる。
  ・粥にでんぷん分解酵素入りのゲル化材を用い固形化すると，プリン状になり飲み込みやすくなる。
  ・麺類は長いとすすれないので短く切る。または，汁ごとゲル調整食品で固める（流し缶を使用）。
  ・スープ等に粘度をつける食材として使う。

- 果物類
  ・熟した果実を用い，つぶす。
  ・皮を取り除き，ジュースにしてゲル調整食品を加えて，ゼリー状にする。
  ・つなぎとしての役割がある。

- 乳類
  ・ゼリー状やクリーム状にして利用する。
  ・とろみをつける（グラタンなど）。

4 とろみ調整食品の使い方 ··

　とろみ調整食品には，液体のものと粉末のものがある。粉末のものを液体やペースト状の食品に加える場合，添加後直ちに30秒から1分程度かき混ぜるととろみの発現が早い。とろみ調整食品の添加量が多すぎると付着性が高くなるので，使用量に注意する。

　酸味の強い食品は，とろみがつきにくい。また，濃厚流動食に添加する場合には，添加後直ちに30秒から1分程度かき混ぜ，5分程度そのまま置き，喫食前に再度かき混ぜると均一に混ざり，とろみが安定する。密閉容器に入れて，振り混ぜてもよい。

　穀類などのでんぷん質の食材は，ペースト状にすると付着性が高くなるので，でんぷ

表4-2 さまざまな基準の対応表

日本摂食・嚥下 リハビリテーション学会			嚥下食ピラミッド	嚥下困難者用食品	ユニバーサル デザインフード	スマイルケア食
0	j	嚥下訓練食品	L0	許可基準Ⅰ		赤0 （ゼリー状の食品）
	t		L3（とろみ水）			
1	j	嚥下調整食1	L1・L2	許可基準Ⅱ	区分4（ゼリー状）	赤1 （ムース状の食品）
2	1/2	嚥下調整食2	L3	許可基準Ⅱ・Ⅲ	区分4	2-1 赤2 2-2 黄2 （ペースト状の食品）
3		嚥下調整食3	L4		区分3	黄C （舌でつぶせる食品）
4		嚥下調整食4	L4		区分1・2の一部	黄A 黄B （弱い力で噛める食品）（歯ぐきでつぶせる食品）

注）必ずしも各分類同士のコードが一致している訳ではないので，対応表はあくまでも参考（目安）として用いること。
資料）日本摂食・嚥下リハビリテーション学会医療検討委員会：日本摂食・嚥下リハビリテーション学会嚥下調整食分類2013，日摂食嚥下リハ会誌，**17**（3）：255-267, 2013
農林水産省食料産業局食品製造課：スマイルケア食の取組について，令和元（2019）年6月

　ん分解酵素を用いたゲル調整食品を用いるとプリン状の食形態に仕上げることができる。
とろみ調整食品は冷凍保存が可能なので，小分けしておくと便利である。

⑤ 食形態の基準

　摂食・嚥下機能に応じた食形態や物性を調整した段階的な食事は，病院，施設，在宅において，それぞれ独自の段階的な食形態の調整が行われていることが多いため，連続性が得られにくく，患者にとって不利益である。現在，**表4-2**，**4-3**のような基準があり，それぞれの基準の対応表を用いて，食形態の情報を共有している。

2 褥瘡

　褥瘡（床ずれ）とは，仙骨部など骨突出部の持続的圧迫や摩擦により，皮膚・皮下脂肪が血流障害状態になり，表皮の発赤程度から骨関節に達する潰瘍まで，さまざまな重症度を表す創傷の一つである。好発部位は仙骨部，踵骨部，後頭部，肩甲骨，腸骨部などである。

1 褥瘡の原因

- 褥瘡の発生要因は，長時間の圧迫，低栄養（血清アルブミン値 3.0 g/dL 以下，特に2.5 g/dL 以下は危険），局所の要因（ずれ，摩擦，浸軟）である。
- 治療は，褥瘡局所の処置，除圧，栄養状態の改善，基礎疾患の治療である。
- 褥瘡のリスクをスクリーニングする方法の一つに「ブレーデンスケール」がある。ブレーデンスケールは，知覚の認知，湿潤，活動性，可動性，栄養状態，摩擦とずれの6項目から評価する。

2 褥瘡の評価

- 褥瘡状態の評価スケールとして，DESIGN-R® が広く用いられている（日本褥瘡学会，2008）。DESIGN-R® は，深さ，浸出液，大きさ，炎症／感染，肉芽組織，壊死組織，ポケットの7項目で構成されている。褥瘡経過を評価するだけではなく，深さ以外の6項目の合計点 0〜66点までの総点数がその創の重症度を表す。

表4-3 学会分類2013（食事）早見表

コード【I-8項】		名称	形態	目的・特色	主食の例	必要な咀嚼能力	他の分類との対応
0	j	嚥下訓練食品0j	均質で，付着性・凝集性・かたさに配慮したゼリー 離水が少なく，スライス状にすくうことが可能なもの	重度の症例に対する評価・訓練用 少量をすくってそのまま丸呑み可能 残留した場合にも吸引が容易 たんぱく質含有量が少ない		（若干の送り込み能力）	嚥下食ピラミッドL0 えん下困難者用食品許可基準I
	t	嚥下訓練食品0t	均質で，付着性・凝集性・かたさに配慮したとろみ水 （原則的には，中間のとろみあるいは濃いとろみ*のどちらかが適している）	重度の症例に対する評価・訓練用 少量ずつ飲むことを想定 ゼリー丸呑みで誤嚥したりゼリーが口中で溶けてしまう場合 たんぱく質含有量が少ない		（若干の送り込み能力）	嚥下食ピラミッドL3の一部（とろみ水）
1	j	嚥下調整食1j	均質で，付着性，凝集性，かたさ，離水に配慮したゼリー・プリン・ムース状のもの	口腔外で既に適切な食塊状となっている（少量をすくってそのまま丸呑み可能） 送り込む際に多少意識して口蓋に舌を押しつける必要がある 0jに比し 表面のざらつきあり	おもゆゼリー，ミキサー，粥のゼリーなど	（若干の食塊保持と送り込み能力）	嚥下食ピラミッドL1・L2 えん下困難者用食品許可基準II UDF区分4（ゼリー状） （UDF：ユニバーサルデザインフード）
2	1	嚥下調整食2-1	ピューレ・ペースト・ミキサー食など，均質でなめらかで，べたつかず，まとまりやすいもの スプーンですくって食べることが可能なもの	口腔内の簡単な操作で食塊状となるもの（咽頭では残留，誤嚥をしにくいように配慮したもの）	粒がなく，付着性の低いペースト状のおもゆや粥	（下顎と舌の運動による食塊形成能力および食塊保持能力）	嚥下食ピラミッドL3 えん下困難者用食品許可基準II・III UDF区分4
	2	嚥下調整食2-2	ピューレ・ペースト・ミキサー食などで，べたつかず，まとまりやすいもので不均質なものも含む スプーンですくって食べることが可能なもの		やや不均質（粒がある）でもやわらかく，離水もなく付着性も低い粥類	（下顎と舌の運動による食塊形成能力および食塊保持能力）	嚥下食ピラミッドL3 えん下困難者用食品許可基準II・III UDF区分4
3		嚥下調整食3	形はあるが，押しつぶしが容易，食塊形成や移送が容易，咽頭でばらけず嚥下しやすいように配慮されたもの 多量の離水がない	舌と口蓋間で押しつぶしが可能なもの 押しつぶしや送り込みの口腔操作を要し（あるいはそれらの機能を賦活し）かつ誤嚥のリスク軽減に配慮がなされているもの	離水に配慮した粥など	舌と口蓋間の押しつぶし能力以上	嚥下食ピラミッドL4 高齢者ソフト食 UDF区分3
4		嚥下調整食4	かたさ・ばらけやすさ・貼りつきやすさなどのないもの 箸やスプーンで切れるやわらかさ	誤嚥と窒息のリスクを配慮して素材と調理方法を選んだもの 歯がなくても対応可能だが，上下の歯槽堤間で押しつぶすあるいはすりつぶすことが必要で舌と口蓋間で押しつぶすことは困難	軟飯・全粥　など	上下の歯槽堤間の押しつぶし能力以上	嚥下食ピラミッドL4 高齢者ソフト食 UDF区分2およびUDF区分1の一部

注）　学会分類2013は，概説・総論，学会分類2013（食事），学会分類2013（とろみ）から成り，それぞれの分類には早見表を作成した。

　　本表は学会分類2013（食事）の早見表である。本表を使用するにあたっては必ず「嚥下調整食学会分類2013」の本文を熟読されたい。

　*上記0tの「中間のとろみ・濃いとろみ」については，学会分類2013（とろみ）を参照されたい。

　本表に該当する食事において，汁物を含む水分には原則とろみを付ける。

　　ただし，個別に水分の嚥下評価を行ってとろみ付けが不要と判断された場合には，その原則は解除できる。

　　他の分類との対応については，学会分類2013との整合性や相互の対応が完全に一致するわけではない。

資料）日本摂食・嚥下リハビリテーション学会医療検討委員会：日本摂食・嚥下リハビリテーション学会嚥下調整食分類2013，日摂食嚥下リハ会誌，17（3），255-267，2013を一部改変

褥瘡予防の栄養管理の基本は，低栄養の回避及び改善である。栄養アセスメントを行い，褥瘡発生の危険因子となる低栄養状態を評価する。

低栄養状態を確認する指標には，炎症，脱水などがなければ血清アルブミン値や体重減少率，喫食率（食事摂取量）がある。その他，主観的包括的栄養評価（SGA；subjective global assessment）や簡易栄養状態評価表（MNA®；mini nutritional assessment®）などの栄養評価ツールの活用がある。

褥瘡の発生予防及び治療には，栄養療法が重要である。栄養摂取には，疾患，病態に合わせてたんぱく質，脂質，炭水化物のエネルギー産生栄養素とビタミン，微量元素などを過不足なく摂取する。さらに，褥瘡治療に有効とされる亜鉛，アルギニン（アミノ酸の一種），アスコルビン酸などが欠乏しないように補給する（**表4-4**）。

低栄養の場合には，疾患を考慮した上で，高エネルギー，高たんぱく質のサプリメントによる補給を行うことが勧められている。また，口からの栄養補給が難しい場合には，必要な栄養素量を経腸栄養で補給する（鼻や胃にチューブを挿入して流動物を補給する）が，それも困難な場合は経静脈栄養（点滴）による補給を行う。

❸ 食品選択と調理のポイント

- 高エネルギー・高たんぱく質食（質のよいたんぱく質）とする。

傷が治るときには，十分なエネルギー・たんぱく質の必要量が増える。特にロイシン，アルギニンを補給すると皮膚が再生しやすくなる。食事量が少ないときには少量で栄養価の高い栄養補助食品を補給するとよい。

- ビタミン，ミネラルが不足しないようにする。

特に創傷治癒を早める亜鉛，銅，鉄分を補給するとよい。食品だけでは必要量の補給が困難なことが多いので，栄養補助食品または薬剤を用いる場合がある。

- 食欲のない場合には，嗜好に合わせた調理法とする。

> **ビタミン，ミネラルの多い食品**
>
> 亜鉛…牡蠣
>
> 銅…ココア
>
> 鉄…レバー，ひじき
>
> ビタミンA，C…野菜類，果実類
>
> ビタミンD…いわし，さけ，さんま
>
> ビタミンE…アボカド，種実類，油脂類

表4-4 褥瘡治療・予防にかかわる栄養素と必要量

栄養素	高齢者（70歳以上）での推定平均必要量	褥瘡患者での必要量	褥瘡に関する働き	欠乏症	多く含む食品
炭水化物エネルギー	1,850kcal/日[*1]（ただし慢性疾患がない場合）	BEE[*]の1.5倍以上（※基礎エネルギー消費量）または30〜35kcal/kg	全身のエネルギー源，たんぱく質合成	低栄養，やせ，倦怠感	砂糖，穀類，いも類など
たんぱく質	50g/日（ただし慢性疾患がない場合）	1.1〜1.5g/kg（慢性疾患があれば十分に考慮する）	たんぱく質合成，筋肉量の維持	低栄養，低たんぱく血症，やせ	肉類，魚類，卵，乳製品　など
脂質	必要エネルギーの20〜30%[*2]	必要エネルギーの15〜25%	細胞膜の基質，全身のエネルギー源	やせ，必須脂肪酸欠乏	油脂類，ナッツ類，肉，魚　など
ビタミンA	男性550μgRAE/日女性450μgRAE/日	800〜900μgRE	コラーゲンの合成・再構築，抗酸化作用，上皮形成	夜盲症，眼球乾燥症，角膜軟化症，粘膜炎	肝油，バター，牛乳，チーズ，卵，緑黄色野菜　など
ビタミンC	85mg/日	500mg以上	コラーゲンの合成，アミノ酸代謝，免疫強化，鉄の吸収促進，抗酸化作用	壊血症，皮下出血，骨形成不全，貧血，成長不全	柑橘類，いちご，ブロッコリー，ピーマン，いも類，緑茶　など
ビタミンE	男性6.5mg/日[*3]女性6.0mg/日[*3]	8〜9mg	血行促進，抗酸化作用，赤血球溶血防止	溶血性貧血，過酸化脂質産生，歩行失調	穀物，胚芽米，豆類，緑黄色野菜　など
鉄	男性6.0mg/日女性5.0mg/日	12〜15mg	血流確保，貧血予防，組織への酸素運搬	貧血	レバー，卵，きな粉，煮干，うなぎ蒲焼，ひじき　など
カルシウム	男性600mg/日女性500mg/日	800〜1000mg	コラーゲンの架橋形成	成長障害，骨粗鬆症，神経過敏	小魚，牛乳，チーズ　など
銅	男性0.7mg/日女性0.6mg/日	0.8〜1.0mg	造血作用	貧血，骨折，変形	レバー，すじこ，ココア　など
亜鉛	男性8mg/日女性6mg/日	12〜15mg	たんぱく質合成，酵素活性	成長障害，味覚障害，皮膚障害	牡蠣，レバー，うなぎ蒲焼，牛乳など
アルギニン	—	7g以上	血管拡張，血流改善，コラーゲン合成，免疫増強，細胞増殖因子の分泌促進	血流障害，創傷治癒遅延	毛がに，肉類，納豆，牛乳，ナッツ類など

＊1　身体活動レベルIの推定エネルギー必要量，＊2　目標量，＊3　目安量
厚生労働省：日本人の食事摂取基準（2015年版），
宮地良樹 他編，褥瘡治療・ケアトータルガイド，第1版，照林社，2009, p.212, 一部改変
日本褥瘡学会編，褥瘡ガイドブック第2版　褥瘡予防・管理ガイドライン第4版準拠，照林社，2015, p.143-144

参考文献

・厚生労働省：地域包括ケア研究会報告書，2013年3月
・江頭文江：在宅生活を支える！これからの新しい嚥下食レシピ，三輪書店，2008
・日本摂食・嚥下リハビリテーション学会医療検討委員会：日本摂食・嚥下リハビリテーション学会嚥下調整食分類2013，日摂食嚥下リハ会誌，17(3)：255-267, 2013
・日本褥瘡学会：褥瘡予防・管理ガイドライン（第4版）

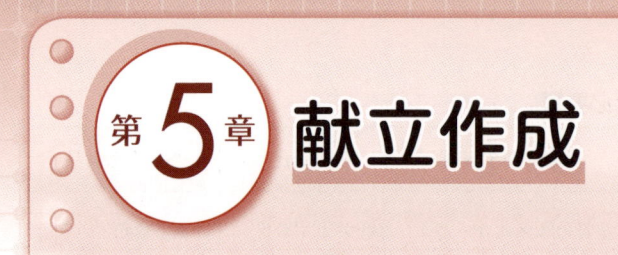

第5章 献立作成

1 献立作成の流れ

①食事基準

　病院の食事は，一般食と特別食に大別され，それぞれの給与目標量は院内の食事基準で決められている。まず立案する食種の基準値を確認する。なお，この食事基準は，5年ごとに見直される「日本人の食事摂取基準」の改定や疾病の治療方針により適切な時期に改定される。

②食品構成

　通常，院内の食事基準の算出根拠として食品構成が示されている。この食品構成には各食品群ごとの使用目安量が示されているため，この値を参考に献立の食材や使用量を計画する。食品構成の栄養価計算には「食品群別加重平均栄養量」を用いることが多かったが，現在，献立管理はコンピュータで行われるため，実施された1カ月間の献立やサイクル献立の日数で，使用された食品量を食品群別に集計し，その割合から栄養価を自動計算で求める方法をとることが多い。

③予定献立の作成

　献立表は施設の食事基準に基づき，各食種の食品構成，栄養量などを記入する。多くの施設ではその施設の在院期間等を参考に一定期間でのサイクルメニューが用いられているため，毎回すべての献立を初めから作成することはないが，現状を考慮し必要に応じて見直すことも大切である。予定献立は一定期間（半月あるいは1カ月等）ごとに作成し，施設管理者の承認（決裁）を得る。

④発注・納品

⑤調理・配膳・配食

⑥残食量調査

⑦実施献立の作成

　予定献立表と異なる食材が使用された場合の訂正や，それによる栄養価の再計算を行い，訂正し保存する。また，予定にはなかった個別対応用に作成した献立も保存する。これらの実施献立は，各種帳票作成の元となり，監査の折には提出書類の一つになるため，必要に応じて予定献立とは別に一定期間（半月あるいは1カ月等）ごとに施設管理者の承認（決裁）を得る場合もある。

2 病院の献立について

　集団給食一般における献立作成についての詳細は，給食経営管理論や給食経営管理実習において述べられているが，臨床における献立作成業務は，「病院における給食経営管理」として，病院勤務の管理栄養士の重要な業務の一つである。

　病院で供与する食事は，患者の療養において重要な意味をもち，入院期間中の栄養管理計画における栄養アセスメントと一致した食事内容の必要がある。

　また，栄養食事指導の内容ともかけ離れていてはならないため，この業務が重要となる。

　現在，病院の管理栄養士業務は分業が進んでおり，献立作成を含む給食管理業務を外部の業者に委託する施設も多い。しかし，受託側の管理栄養士が給食管理業務を担っていても，病院側の管理栄養士はその業務内容を把握し，双方で協議の上，より良い食事提供を行う必要がある。「委託をしているので病院食のことは全く知らない」という考え方はよろしくない。

　病院給食の献立作成は，前ページで示した流れで実施されるが，毎回一から献立作成をすることはなく，その施設の在院期間等に合わせた日数で作成された献立をサイクル化して用いている。

　病院の食事基準及びその算出根拠となる食品構成も，「日本人の食事摂取基準」の改定に合わせて5年に1回程度見直される以外（その間に大きな変化がない場合）はそのまま使用し，コンピュータ管理をしていることが多い。

　このため，献立作成等をすべて手書きで管理していた頃と比較すると，労務量が激減し精度管理は向上している。一方で，入院時食事療養に関する帳票，大量調理施設衛生管理マニュアルに則った業務のための帳票など，多くの帳票類の作成が義務付けられており，献立管理は簡素化されたが，「一業務，一帳票」といわれるほど多くの帳票管理が必要となり，これらは監査で必ず必要な書類となる。

　なお，これら帳票類は，コンピュータ管理ができないものも多く，この部分に関しては以前より業務量が増えている。

　作成された献立は，
- 発注 → 納品 → 検収 → 仕込み → 調理 → 盛り付け → 配膳 → 配食 → 残食調査

の各段階で用いられるが，この間，
- 管理栄養士 → 給食事務（発注，検収担当者） → 調理師，調理作業員

と多職種で用いられ，それぞれの指示書となるものである。

　給食管理業務の委託化が進む中では，上記過程において，病院職員と委託職員という所属が異なるスタッフとも業務を区分して行うこととなるため，誰にでもわかりやすい指示書としての献立表を明記する必要がある。

献立表の記入と作成

一般的な一般食と特別食の例を示す。

一般食　朝食100食・昼食110食・夕食95食				
① 料理名	食品名	② 数量(g)	③ 総使用量	
朝食 主食 汁物	米 みそ だし汁 油揚げ ほうれんそう	85	8.5kg	
主菜	生鮭（切） 塩	40	100切	
副菜 副菜 牛乳	牛乳	200	100本	
昼食 主食 主菜 副菜 副菜 果物	オレンジ(1/6×3切)	100	55個	
夕食 主食 主菜 副菜 副菜				

栄養価	エネルギー ……… ○○○○kcal　炭水化物 ……………… ○○g たんぱく質 ……………… ○○g　食塩相当量 ……………… ○.○g 脂質 ……………… ○○g

④

①料理名

主食⇒汁物⇒主菜⇒副菜⇒副菜⇒果物や乳製品の順に記入。

②数量

基本的に1人当たりの純使用量をg単位で記入するが，使用する食材の規格に合わせる。

③総使用量

②に廃棄量を加え食数を乗じ，基本的にkg単位で記入するが，使用する食材の規格で換算し，個数や切数にするものもある。

また，特別食の献立表では，総使用量の表記を省略する場合もある。

④栄養価

栄養価計算の表示は，使用するコンピュータソフトによりレイアウトが異なるが，使用者の任意で調整が可能。このため，1日合計だけでなく各食別にも出力し表記もできる。

献立表記入例1（一般食）

常食1・2，産後食			全粥食1・2		
料理名	食品名	使用量(g)	料理名	料理名	使用量(g)
朝食 米飯 みそ汁	米 みそ だし汁 油揚げ ほうれんそう	85 ・ ・ ・ ・	全粥 みそ汁	米	60
鮭の塩焼き	生鮭（切） 塩	40	主菜		
牛乳	牛乳	200	副菜 副菜 牛乳		
常食2 米飯	米	95	全粥食1 全粥		
昼食 米飯 主菜 副菜 副菜 果物	オレンジ（1/6×3）	100	全粥 主菜 副菜 副菜 果物		
常食2 米飯 産後食 補食	米 カステラ 牛乳	95 90 200	全粥食1 全粥	40	
夕食 米飯 主菜 副菜 副菜			全粥 主菜 副菜 副菜	40	
常食2 米飯 牛乳 産後食 補食	米 牛乳 バナナ	95 200 100	全粥食1 全粥		

> 1つの枠に内容が類似する複数の献立が出力できるようにすると，異なる部分のみ出力される。この場合は，予定人員・総使用量・栄養価は別紙に印刷される。

献立表記入例2（特別食の一部）

1　エネルギーコントロール食 (EC食) (1〜6段階)	2　たんぱく質コントロール食 (PC食) (1〜5段階)	3　エネルギー・たんぱく質コントロール食 (EP食) (1〜3段階)	4　脂質コントロール食 (FC食) (1〜6段階)
糖尿病を中心とした食種。 エネルギーコントロールのほか，コメントで減塩が付加されることがある。	腎臓病が中心となる食種。 減塩が必須となるため，制限が緩い段階では高血圧症も対象となることがある。	糖尿病腎症や肝硬変非代償期が対象の食種。 エネルギーコントロール食やたんぱく質コントロール食を展開する。	膵炎や胆石の急性期から慢性肝炎，脂質異常症などが含まれるため，同じ食種でも基準は各段階でかなり異なる。

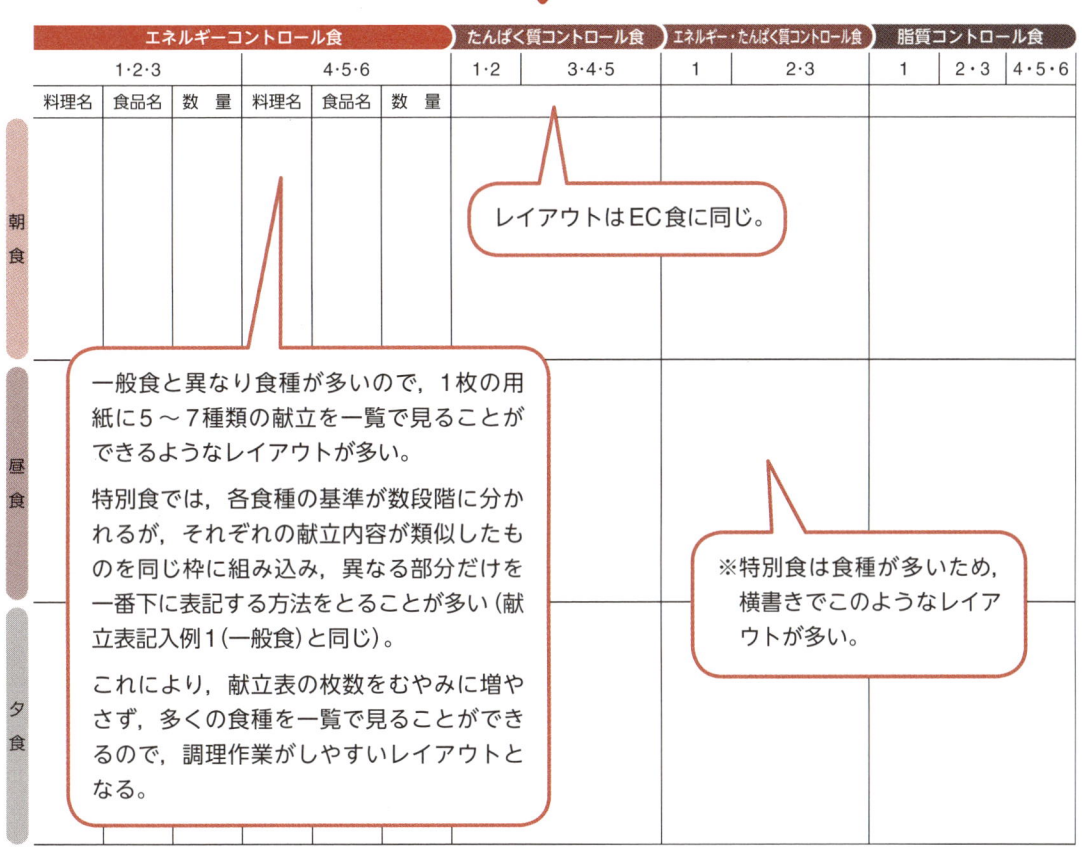

レイアウトはEC食に同じ。

一般食と異なり食種が多いので，1枚の用紙に5〜7種類の献立を一覧で見ることができるようなレイアウトが多い。

特別食では，各食種の基準が数段階に分かれるが，それぞれの献立内容が類似したものを同じ枠に組み込み，異なる部分だけを一番下に表記する方法をとることが多い（献立表記入例1（一般食）と同じ）。

これにより，献立表の枚数をむやみに増やさず，多くの食種を一覧で見ることができるので，調理作業がしやすいレイアウトとなる。

※特別食は食種が多いため，横書きでこのようなレイアウトが多い。

3 献立作成時の注意点（一般食，特別食双方に共通）

献立は，栄養価のみを優先してしまい，料理として成立しない献立にならないよう，特に以下の例1〜3に注意する。特に常食は，多くの食種を展開する上での軸となる献立であるため，さまざまなことをよく考えて立案する（表5-1参照）。

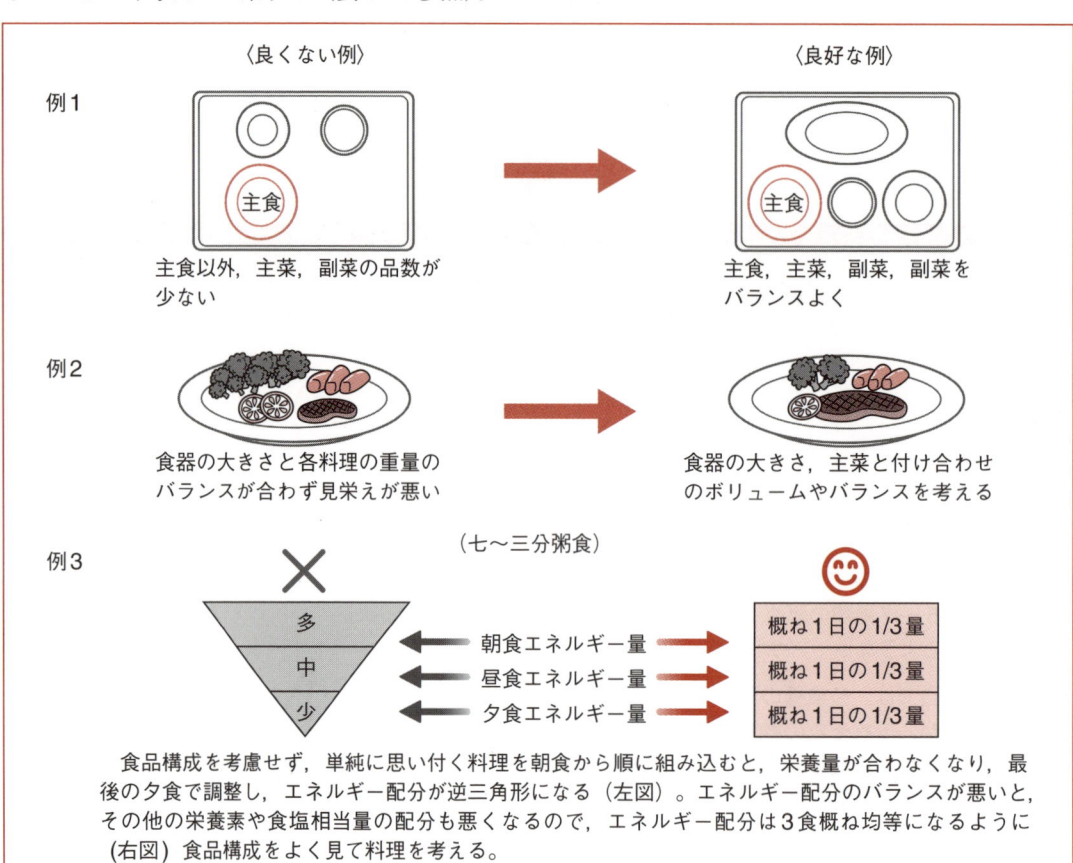

〈良くない例〉　　　　　　　　　〈良好な例〉

例1　主食以外，主菜，副菜の品数が少ない　→　主食，主菜，副菜，副菜をバランスよく

例2　食器の大きさと各料理の重量のバランスが合わず見栄えが悪い　→　食器の大きさ，主菜と付け合わせのボリュームやバランスを考える

例3　（七〜三分粥食）

多／中／少

朝食エネルギー量　→　概ね1日の1/3量
昼食エネルギー量　→　概ね1日の1/3量
夕食エネルギー量　→　概ね1日の1/3量

　食品構成を考慮せず，単純に思い付く料理を朝食から順に組み込むと，栄養量が合わなくなり，最後の夕食で調整し，エネルギー配分が逆三角形になる（左図）。エネルギー配分のバランスが悪いと，その他の栄養素や食塩相当量の配分も悪くなるので，エネルギー配分は3食概ね均等になるように（右図）食品構成をよく見て料理を考える。

表5-1 献立作成チェックポイント

1. 院内食事基準の食品構成，栄養量に準じているか。
2. 予定単価内の金額であるか。
3. 衛生管理を考慮した食材・調理方法であるか。
4. 嗜好調査やアンケート調査，残食調査結果を随時反映させた内容か。
5. 同じ食材を1日（食）の中で使用していないか。
6. 同じ料理または調理方法は間隔をあけて作成しているか。
7. 季節を考慮した内容であるか。
8. 食材の特性を生かした調理方法であるか。
9. 料理どうしの組み合わせに違和感はないか。
10. 彩りを考慮しているか。
11. 購入業者または市場の休み等，食材の納品日を考慮した内容か。
12. 特別食は一般食から展開した内容か。
13. 献立作成は発注から逆算して余裕をもった時期に作成しているか。
14. 施設の調理機器に適した内容か。
15. 調理作業量について，人員，時間帯に問題はないか。
16. 食器の種類や回転数を考慮してあるか。
17. 食器のサイズを考慮し，トレー内に収まる組み合わせとしているか。
18. 温冷配膳車を使用の場合，付け合わせは温度を考慮しているか。

資料）田花利夫，桑原節子，田中寛，高橋美恵子：メディカル栄養管理総説，p.129，第一出版，2008

4 献立の展開

病院給食には，主に以下に示した大きな特徴がある。

①1日3食，毎日，休みなく食事を提供する。

②数多くの食種，個別対応食・コメント食・アレルギー対応食・形態調整食などが加わり，多岐にわたる食事内容である。

③各食種の食数は日々毎食変動する（特に急性期病院では変更が多い）。

④大量調理施設衛生管理マニュアルに則った衛生管理の順守。

⑤温冷配膳車の利用。

また，最近の新調理システム（クックチル，クックフリーズ，真空調理法など）を取り入れている施設では，献立作成方法が従来の方法と異なる部分もある。

このような背景の中で，安全で精度管理されたサービス色のある食事提供を毎食実施するためには，効率性が重要となる。献立作成に当たっては，食種ごとに別々の献立を作成するのではなく，一般的には「常食」を軸として，図5-1のような流れで献立を「展開」する。

これにより，作業効率が上がり，合理的な給食管理が実施される。

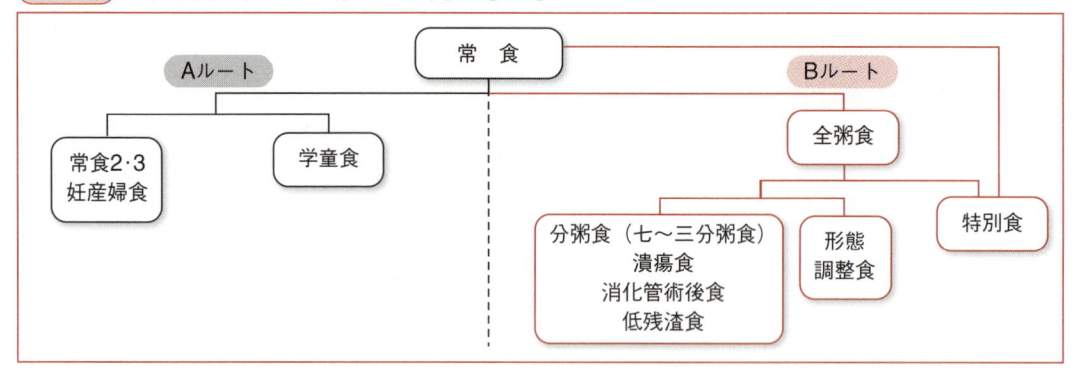

図5-1 一般常食を軸とした献立の展開の考え方

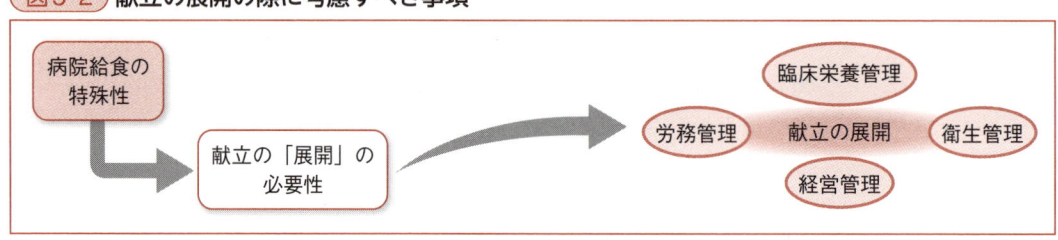

図5-2 献立の展開の際に考慮すべき事項

　病院給食の献立作成において，この「展開」という作業は大変重要で，なおかつ必須であることが特徴ともいえる。この献立展開作業において軸となる「常食」の献立作成をする際は，最低でも図5-2に示した「臨床栄養管理」「衛生管理」「経営管理」「労務管理」の4つの事柄を同時に考える必要がある。

1　一般食の展開

　一般食は，常食から献立を立案する。常食は，基本的には主食が米飯で，直接的な治療効果を期待される食種ではないため，特別食に比べ自由度が高く，病院の食事基準に則って嗜好や季節感，地域性を加味して献立を立案する。

　この常食献立を軸にそのほかの食種に献立を展開することが多いため，（図5-1），献立立案の際は，どの食種まで展開させることができるかをあらかじめ考える必要がある。

　なお，可能な範囲の食種まで類似する料理を用いることができると，以下のような利点がある。

①材料費，下処理・調理工程が効率的。

②盛り付け・配膳時の煩雑さの解消と誤配膳防止。

③どの食種の食数が不意に変化しても対応が可能。

④調理工程が効率的であると衛生管理も充実。

⑤衛生管理に加え労務管理も充実。

　ただし，展開のみに焦点を合わせて献立を立案すると，どの食種も同じとなり，やや自由度の高い「常食」という食種の意味がなくなってしまうため，常食の特徴を生かしつつ，その後に続く食種が合わせやすいよう配慮することが大切である。

　常食からの展開は，一般的に図5-1に示すように，AルートとBルートの展開方法がある。

　Aルート：常食2・3，妊産婦食，学童食

　常食献立と内容が類似している食種（妊産婦食や学童食）の場合は，基本的に献立内容を常食と同様とし，それぞれの食事基準に合わせて異なる部分のみを調整する。なお，常食も通常は食事基準が数段階あるため，軸とする常食は対象患者数の一番多い常食の基準で作成し，それ以外の常食の基準の献立に展開する。

　Bルート：全粥食，分粥食（七〜三分粥），潰瘍食，消化管術後食，低残渣食，形態調整食，特別食など

　常食よりも食事のレベルが下がり，形態の変更（ペースト状・ムースなど）や一部特別食には，常食献立をそのまま用いることができないことは多い。このBルートで展開される食種では，作業効率だけを考え展開するのではなく，臨床栄養学を考慮した上で，効率的な展開を心がけなくてはならない。展開が困難な食種では，全く別の食材で料理を作らなくてはならないこともあるが，常食と同一食材で調理方法を変更すれば対応可能な場合や，一部食材の変更のみで対応可能な場合もあるので，すべてを別献立にせずに調整するよう考慮する。なお，常食の料理でも各食事基準に合致するものがあればそのまま用いる。

2 常食の献立作成

■常食献立の作成について

　内容を把握しやすくするため，まず，1日ではなく1食（昼食）で，献立作成上の注意点や考え方を説明する。

※注意点

　一般的な病院では，適時適温給食提供の一環として「温冷配膳車」を用いた配膳を行っている。この配膳車内は，温蔵側と冷蔵側に2区分されるため，配膳車の機種により双方の占有面積は異なるが，それぞれの面積に納まる配膳車専用のトレーを用いている（図5-3）。このため温かい料理と冷たい料理を上手に組み合わせる必要がある（すべて温かい料理，あるいはその反対ではトレーに納まりきらない）。

　また温蔵側では，衛生管理目的のほか，温風による料理の乾燥防止のため，基本的に各食器，すべてに蓋をする。このため，生野菜は適さない（蒸れて変色や萎びてしまうため）などの特殊性があり，このような観点からも献立作成の工夫が必要である。

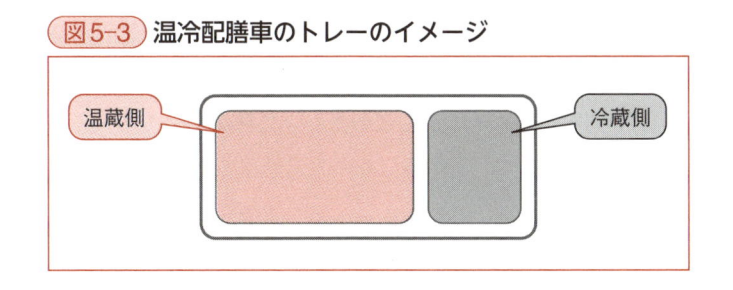

図5-3 温冷配膳車のトレーのイメージ

温蔵側　　冷蔵側

表5-2 常食1 献立例

	①料理名	②食品名	③数量(g)
昼食	米飯	米	90
	かじきの香味焼き	かじき（切）*2	70
	茹でオクラ添え*1	白すりごま	2
		しょうが	1
		長ねぎ	10
		酒	2
		みりん	2
		しょうゆ	5
		オクラ	10（1本）*3
	じゃがいもにんじん含め煮	じゃがいも（メークイン）*2	80
		にんじん	25
		干ししいたけ（スライス）*2	1
		だしの素	0.5
		砂糖	2
		みりん	3
		しょうゆ	4.5
		さやえんどう	3
	小松菜浸し	小松菜	50
		削り節	0.5
		しょうゆ	2.5
	果物	オレンジ（1/6×3切）	100

①料理名（表5-2 ☐の列を参照）

- 特にオリジナル創作料理や目新しい料理，郷土料理の場合は，できあがりのイメージが調理師や調理作業員にわかりやすい料理名とする。

- 主食，主菜，副菜の順で記入する。汁物は，主食と主菜の間に書くことが多いが，わかりやすい場所に書く。

- 主になる料理と付け合わせや添え野菜の区分がわかるように書く*1。

  例）かじきの香味焼きオクラ　　⟶　　かじきの香味焼き　茹でオクラ添え

②食品名（表5-2 ☐の列を参照）

- この欄の食品名は，正式には食品成分表と同じ名称を用いて記入するが，各納品業者へ配布する見積書や発注書は，献立表の「食品名」の名称を使用して作成されるため，業者にわかりやすく，かつ想定している食品がきちんと納品されるように，料理に適した，その病院の食品規格に合わせた食品名を記入することが多い*2。

  ただし，これは各施設で異なるため，基本は発注しやすい名称で，栄養価計算の際に間違えないよう，誰が見てもわかりやすい表記が大切である。

  〈成分表〉　　　　　　　　　　　　　〈病院の献立表・食品名〉

  例）豚・中型種肉・もも・皮下脂肪なし　⟶　国産豚もも肉スライス3cmカット

  　　　　　　　　　　　　　　　　　　⟶　米国産豚もも肉スライス脂身なし

  例）ほうれんそう・葉・冷凍　　⟶　冷凍ほうれんそう，冷）ほうれんそう

- 大量調理と少量の調理では，適する食材とそうでない食材があるため注意する。

- 栄養量以外に経営管理の観点から，1食当たりの設定価格を考慮した食材とする。

③数量（表5-2 ☐の列を参照）

- 数量は，純使用量を記入し，栄養価のみを優先するのではなく，料理として成立する量で，盛

り付けた時に違和感なく，過不足のないよう配慮する（これは食器の大きさや種類によっても異なるので注意）。

- 食品や調味料の量は，同じ料理でも1食当たりの食数で大きく変わる。

  特に野菜料理では，素材からの水分浸出量が異なるため，例えば50食と800食では同じ料理でも調味料の数量を変える必要がある。

- 市販品を用いる場合は，栄養価に数量を合わせず，市販品の規格の数量に合わせる。個数単位で盛り付ける場合も，1個当たりの重量を明記し，複数個の場合は倍数を書く[*3]。

  例）冷や奴　木綿豆腐100g（1/6 × 2個）　→　木綿豆腐の規格は300gでないと，
  1/6 × 2で100gにならない。

3 常食の献立の展開

■常食献立Aルート（妊産婦・学童）の展開 　（p.128，図5-1参照）

手順1　常食の献立を各食種の献立に貼り付ける（下記参照）。

（なお，以下，料理内容詳細の表記は省略するが，実際は内容を表し栄養価計算を行い，院内の食事基準の値に合わせる。）

手順1 　常食 → 妊産婦食

常　食	妊婦食	産婦食
①料理名	①料理名	①料理名
米飯 かじきの香味焼き 　茹でオクラ添え じゃがいもにんじん含め煮 小松菜浸し 果物	米飯 かじきの香味焼き 　茹でオクラ添え じゃがいもにんじん含め煮 小松菜浸し 果物	米飯 かじきの香味焼き 　茹でオクラ添え じゃがいもにんじん含め煮 小松菜浸し 果物

※昼食

手順1 　常食 → 学童食

常　食	学童食1	学童食2
①料理名	①料理名	①料理名
米飯 かじきの香味焼き 　茹でオクラ添え じゃがいもにんじん含め煮 小松菜浸し 果物	米飯 かじきの香味焼き 　茹でオクラ添え じゃがいもにんじん含め煮 小松菜浸し 果物	米飯 かじきの香味焼き 　茹でオクラ添え じゃがいもにんじん含め煮 小松菜浸し 果物

※昼食

第5章
献立作成

手順2 各食種で常食と異なる部分を食事基準に合わせて訂正する。

手順2 常食 ⟶ 妊産婦食

常 食	妊婦食	産婦食
①料理名	①料理名	①料理名
米飯 かじきの香味焼き 　茹でオクラ添え じゃがいもにんじん含め煮 小松菜浸し 果物	米飯 かじきの香味焼き 　茹でオクラ添え じゃがいもにんじん含め煮 小松菜浸し 果物	米飯 かじきの香味焼き 　茹でオクラ添え じゃがいもにんじん含め煮 小松菜浸し 果物 牛乳

（昼食）

手順2 常食 ⟶ 学童食

常 食	学童食1	学童食2
①料理名	①料理名	①料理名
米飯 かじきの香味焼き 　茹でオクラ添え じゃがいもにんじん含め煮 小松菜浸し 果物	米飯 かじきの香味焼き 　茹でオクラ添え じゃがいもにんじん含め煮 小松菜浸し 果物 牛乳	米飯（米80g→100g） かじきの香味焼き 　茹でオクラ添え じゃがいもにんじん含め煮 小松菜浸し 果物 牛乳

（昼食）

手順3 作成・展開した常食献立Aルートの内容を確認する。

手順3 常食 ⟶ 妊産婦食

常 食	妊婦食	産婦食
米飯 かじきの香味焼き 　茹でオクラ添え じゃがいもにんじん含め煮 小松菜浸し 果物	米飯 かじきの香味焼き 　茹でオクラ添え じゃがいもにんじん含め煮 小松菜浸し 果物	米飯 かじきの香味焼き 　茹でオクラ添え じゃがいもにんじん含め煮 小松菜浸し 果物 牛乳

（昼食）

手順3 常食 ⟶ 学童食

常　食	学童食1	学童食2
米飯	米飯	米飯（米80g→100g）
かじきの香味焼き 　　茹でオクラ添え	かじきの香味焼き 　　茹でオクラ添え	かじきの香味焼き 　　茹でオクラ添え
じゃがいもにんじん含め煮	じゃがいもにんじん含め煮	じゃがいもにんじん含め煮
小松菜浸し	小松菜浸し	小松菜浸し
果物	果物	果物
	牛乳	牛乳

（昼食）

献立は展開され，各食種の基準は満たされているか，病院の食事基準と照らし合わせ再度確認する。

ここで復習！

※献立の作成と展開

　ア　常食の食事基準に合わせた献立を作成する。

　イ　主食　⇒（汁物）⇒主菜　⇒副菜　⇒副菜（⇒果物，飲み物）と食種ごとに縦方向に献立を作成（下記展開のイメージ図①の流れ）。

　ウ　各食種に常食献立を貼り付け，食種ごとの食事基準に合わせて内容を調整する。

　エ　最後に一覧表にして，各食種展開がされているか確認する（下記展開のイメージ図②の流れ）。

展開のイメージ図　常食 ⟶ 妊産婦食

常　食	妊婦食	産婦食
①	①	①

②

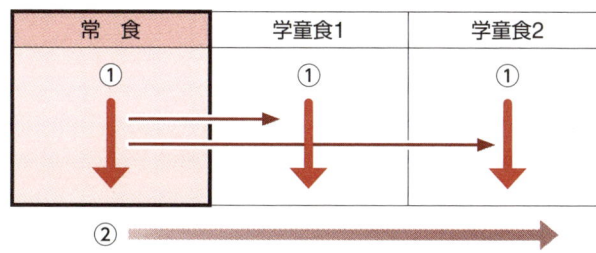

展開のイメージ図　常食 ⟶ 学童食

常　食	学童食1	学童食2
①	①	①

②

第5章　献立作成

■常食献立Bルート（分粥食）への展開　（p.128，図5-1参照）

(手順1)　Aルートと同様に常食の献立を全粥食の献立に貼り付ける（下記参照）。

(手順1)　常食━━▶全粥食

常　食	全粥食
①料理名	①料理名
米飯 かじきの香味焼き 　茹でオクラ添え じゃがいもにんじん含め煮 小松菜浸し 果物	米飯 かじきの香味焼き 　茹でオクラ添え じゃがいもにんじん含め煮 小松菜浸し 果物

（昼食）

(手順2)　常食と異なる部分を食事基準に合わせて訂正する。

(手順2)　常食━━▶全粥食

常　食	全粥食
①料理名	①料理名
米飯 かじきの香味焼き 　茹でオクラ添え じゃがいもにんじん含め煮 小松菜浸し 果物	全粥 かじきの香味焼き 　茹でオクラ添え じゃがいもにんじん含め煮 小松菜浸し 果物

（昼食）

(手順3)　作成した全粥食を基準に七～三分粥食献立に展開を行う。方法は同じで全粥食と同じ献立を貼り付ける。

(手順3)　全粥食━━▶七・五・三分粥食

全粥食	七・五分粥食	三分粥食
①料理名	①料理名	①料理名
全粥 かじきの香味焼き 　茹でオクラ添え じゃがいもにんじん含め煮 小松菜浸し 果物	全粥 かじきの香味焼き 　茹でオクラ添え じゃがいもにんじん含め煮 小松菜浸し 果物	全粥 かじきの香味焼き 　茹でオクラ添え じゃがいもにんじん含め煮 小松菜浸し 果物

（昼食）

(手順4) 全粥食と異なる部分を食事基準に合わせて訂正する。特に三分粥食は形態調整が必要となるため，食材や料理を考慮する。

(手順4) 全粥食 ━━ 七・五・三分粥食

全粥食	七・五分粥食	三分粥食
①料理名	①料理名	①料理名
全粥 かじきの香味焼き 　茹でオクラ添え じゃがいもにんじん含め煮 小松菜浸し 果物	七分粥または五分粥 かじきの煮魚 　茹できぬさや添え じゃがいもにんじん含め煮 　（干ししいたけ除く） 小松菜煮浸し 果物（缶詰）	三分粥 かじきの煮魚 じゃがいもにんじん含め煮 　（干ししいたけ除く） 小松菜煮浸し 果物（缶詰）

（昼食）

(手順5) 作成・展開した常食献立Bルートの内容を図5-1（p.128）の考え方で確認。

■常食献立Bルート（潰瘍食，消化管術後食，低残渣食）への展開　（p.128，図5-1 参照）

　潰瘍食，消化管術後食，低残渣食などの食種では，同じ食種でも食事基準の各段階で疾病の状態が異なるため，主食や形態調整が異なる。

　下記の展開は，主食が全粥食の場合と五分粥食の場合で示す。

(手順1) 全粥食の献立あるいは五分粥食の献立を貼り付ける。

(手順1) 全粥食 ━━ 潰瘍食，消化管術後食，低残渣食

全粥食	潰瘍食（全粥）	消化管術後食（全粥）	低残渣食（全粥）
①料理名	①料理名	①料理名	①料理名
全粥 かじきの香味焼き 　茹でオクラ添え じゃがいもにんじん含め煮 小松菜浸し 果物	全粥 かじきの香味焼き 　茹でオクラ添え じゃがいもにんじん含め煮 小松菜浸し 果物	全粥 かじきの香味焼き 　茹でオクラ添え じゃがいもにんじん含め煮 小松菜浸し 果物	全粥 かじきの香味焼き 　茹でオクラ添え じゃがいもにんじん含め煮 小松菜浸し 果物

（昼食）

第5章　献立作成

五分粥食 → 潰瘍食，消化管術後食，低残渣食

五分粥食	潰瘍食（五分粥）	消化管術後食（五分粥）	低残渣食（五分粥）
①料理名	①料理名	①料理名	①料理名
五分粥 かじきの煮魚 　茹できぬさや添え じゃがいもにんじん含め煮 　（干ししいたけ除く） 小松菜煮浸し 果物（缶詰）	五分粥 かじきの煮魚 　茹できぬさや添え じゃがいもにんじん含め煮 　（干ししいたけ除く） 小松菜煮浸し 果物（缶詰）	五分粥 かじきの煮魚 　茹できぬさや添え じゃがいもにんじん含め煮 　（干ししいたけ除く） 小松菜煮浸し 果物（缶詰）	五分粥 かじきの煮魚 　茹できぬさや添え じゃがいもにんじん含め煮 　（干ししいたけ除く） 小松菜煮浸し 果物（缶詰）

（昼食）

手順2 異なる部分を食事基準に合わせて訂正する。

手順2 全粥食 → 潰瘍食，消化管術後食，低残渣食

全粥食	潰瘍食（全粥）	消化管術後食（全粥）	低残渣食（全粥）
①料理名	①料理名	①料理名	①料理名
全粥 かじきの香味焼き 　茹でオクラ添え じゃがいもにんじん含め煮 小松菜浸し 果物	全粥 かじきの煮魚 　茹できぬさや添え じゃがいもにんじん含め煮 　（干ししいたけ除く） 小松菜煮浸し 果物（缶詰）	全粥（1/2量） かじきの煮魚（1/2量） 　茹できぬさや添え じゃがいもにんじん含め煮 （1/2量） 　（干ししいたけ除く） 小松菜煮浸し 果物（缶詰）（1/2量） 15：00　補食	五分粥 かじきの煮魚 じゃがいもにんじん含め煮 　（干ししいたけ除く） ねりうめ りんご果汁

（昼食）

手順2 五分粥食 → 潰瘍食，消化管術後食，低残渣食

五分粥食	潰瘍食（五分粥）	消化管術後食（五分粥）	低残渣食（五分粥）
①料理名	①料理名	①料理名	①料理名
五分粥 かじきの煮魚 　茹できぬさや添え じゃがいもにんじん含め煮 　（干ししいたけ除く） 小松菜煮浸し 果物（缶詰）	五分粥 かじきの煮魚 　茹できぬさや添え じゃがいもにんじん含め煮 　（干ししいたけ除く） 小松菜煮浸し 果物（缶詰）	五分粥 かじきの煮魚（1/2量） 　茹できぬさや添え じゃがいもにんじん含め煮 （1/2量） 　（干ししいたけ除く） 小松菜煮浸し 果物（缶詰）（1/2量） 15：00　補食	五分粥 かじきの煮魚 じゃがいもにんじん含め煮 　（干ししいたけ除く） ねりうめ りんご果汁

（昼食）

※潰瘍食，消化管術後食，低残渣食は，一般食ではなく特別食に分類されるが，消化管に負担をかけない内容，形態調整の必要性等を考慮すると，全粥や分粥といった軟菜食の食事基準に類似する部分が多くあるため，この流れで展開することが多い。

また，潰瘍や消化管手術の既往，腸閉塞等の患者にも適応される食事であるため，展開の際は単に全粥食をそのまま応用するのではなく，内容は十分考慮する。

また，消化管術後食は，従来，術後しばらくは1日の食事を5〜6回に分割して食べる頻回食が多かった。この場合は1回の食事量を少なくして，3食の食事時間以外に補食を提供するが，現在は回復状態により頻回食としない場合もある。

このため，施設の方針をよく把握し，単に全粥食を貼り付けてよしとせず，食事基準をよく確認した上で献立の展開を考える。

なお，疾患別の食事内容の詳細は，第3章を参照していただきたい。

手順3 これらの食事の最終内容確認を行う。

手順3 全粥食・五分粥食 ━━▶ 潰瘍食，消化管術後食，低残渣食

全粥食	五分粥食	潰瘍食（全粥）（五分粥）	消化管術後食（全粥）（五分粥）	低残渣食（全粥）（五分粥）
全粥	五分粥	全粥または五分粥	五分粥 または全粥（1/2量）	五分粥
かじきの香味焼き 　茹でオクラ添え	かじきの煮魚 　茹できぬさや添え	かじきの煮魚 　茹できぬさや添え	かじきの煮魚（1/2量） 　茹できぬさや添え	かじきの煮魚
じゃがいもにんじん 含め煮	じゃがいもにんじん 含め煮 　（干ししいたけ除く）	じゃがいもにんじん 含め煮 　（干ししいたけ除く）	じゃがいもにんじん 含め煮（1/2量） 　（干ししいたけ除く）	じゃがいもにんじん 含め煮 　（干ししいたけ除く）
小松菜浸し 果物	小松菜煮浸し 果物（缶詰）	小松菜煮浸し 果物（缶詰）	小松菜煮浸し 果物（缶詰）（1/2量） 15：00　補食	ねりうめ りんご果汁

4 特別食の献立作成と展開

特別食の献立の種類や内容は，その施設が標榜する診療科により異なるが，基本的にはその施設で最も食数の多い食種を基本に立案するとよい。

献立表の表記方法や展開の考え方は，基本的に一般食と同じであるが，一般食と異なるのは，展開が，献立表の左端の食種から単に右へ向かう流れにはならないことが多い点である。特別食は，各疾患に対応した食種であり，各食種の中でも症状や状態に応じてさらに食事基準が分かれるため，それぞれの基準に則した献立内容が求められる。そのため，基本的には全粥食または常食を軸にそれぞれの食種に展開する。展開は主に2系統である。（図5-4，表5-3）。

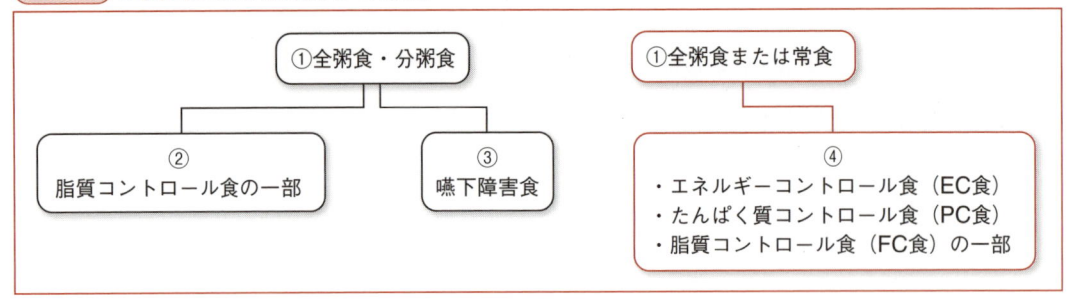

図5-4 全粥食または常食からの展開

①全粥食・分粥食

②
脂質コントロール食の一部

③
嚥下障害食

①全粥食または常食

④
・エネルギーコントロール食（EC食）
・たんぱく質コントロール食（PC食）
・脂質コントロール食（FC食）の一部

表5-3 特別食献立表の表記順と展開の考え方の例

エネルギーコントロール食（EC食） （1～6段階）	たんぱく質コントロール食（PC食） （1～5段階）	エネルギー・たんぱく質コントロール食（EP食） （1～3段階）	脂質コントロール食（FC食） （1～6段階）
糖尿病を中心とした食種。エネルギーコントロールのほか，コメントで減塩が付加されることがある。全粥食を基準に展開することが多い。	腎臓病が中心となる食種。減塩が必須となるため，制限が緩い段階では高血圧症も対象となることがある。制限が緩い段階は，常食を基準に展開することが多い。	糖尿病腎症や肝硬変非代償期が対象の食種。エネルギーコントロール食やたんぱく質コントロール食を展開する。	膵炎や胆石の急性期から慢性肝炎，脂質異常症などが含まれるため，同じ食種でも基準は各段階でかなり異なる。制限が強い段階では，分粥を基準に，制限の緩い段階では全粥食を基準に展開する。

① エネルギーコントロール食（EC食）

エネルギーコントロール食は，一般的に，全粥食を基本にすると展開が容易である。これは，常食献立はやや自由度の高い内容の献立が多く，揚げ物類などが組み込まれることもあるためである。一般食の内容を見て，全粥食，常食双方で展開が容易な献立を基準とする。

また，コンピュータを用いて献立作成を行う場合の栄養価計算は，通常，食品成分表を用いて行うが，施設の食事基準で示されている「糖尿病食事療法のための食品交換表（以下，糖尿病食品交換表）の単位配分にも合致するよう作成する（特に，糖尿病食品交換表，表１の単位配分についての考え方は，主食量を一定にしていも類などその他穀類を使用しない方法は多く用いられるが，各施設の基準で異なる）。

一般的には100～200kcal刻みに数段階の食事基準があるので，はじめに一番対象者の多い基準（例えば1,400kcal）を基本に献立を立案し，それを基に前後の基準に展開する。

※エネルギーコントロール食の展開の考え方（例）

全粥食または常食

↳ 1,400～1,600kcalを基準に献立を立案 ⇒ その他の基準値に展開

手順1 展開の方法は一般食と同様に全粥食（または常食）の献立を貼り付ける。

手順1 全粥食 ─── エネルギーコントロール食

全粥食	エネルギーコントロール食 (1,400kcal)	エネルギーコントロール食 (1,200kcal)	エネルギーコントロール食 (1,800kcal)
①料理名	①料理名	①料理名	①料理名
全粥	全粥	全粥	全粥
かじきの香味焼き　茹でオクラ添え	かじきの香味焼き　茹でオクラ添え	かじきの香味焼き　茹でオクラ添え	かじきの香味焼き　茹でオクラ添え
じゃがいもにんじん含め煮	じゃがいもにんじん含め煮	じゃがいもにんじん含め煮	じゃがいもにんじん含め煮
小松菜浸し	小松菜浸し	小松菜浸し	小松菜浸し
果物	果物	果物	果物

(表の左に「昼食」)

手順2 食事基準に合わせて，そのまま移行できない料理を訂正する。

手順2 全粥食 ─── エネルギーコントロール食

全粥食	エネルギーコントロール食 (1,400kcal)	エネルギーコントロール食 (1,200kcal)	エネルギーコントロール食 (1,800kcal)
①料理名	①料理名	①料理名	①料理名
全粥	米飯または全粥	米飯または全粥	米飯または全粥
かじきの香味焼き　茹でオクラ添え	かじきの香味焼き　茹でオクラ添え	かじきの香味焼き　茹でオクラ添え	はまちの香味焼き　茹でオクラ添え
じゃがいもにんじん含め煮	だいこんにんじん含め煮	だいこんにんじん含め煮	だいこんにんじん含め煮
小松菜浸し	小松菜浸し	小松菜浸し	小松菜浸し
果物	果物（0.5単位）	果物（0.5単位）	果物（0.5単位）

(表の左に「昼食」)

- 主食量は糖尿病食品交換表に則った数量とする。
- 糖尿病食品交換表の表1で配分されている量をすべて主食に用いる場合は，いも類やその他の穀類は使えないため，いも料理を別の料理に変更する。
- 果実類は1日2回に分け，1回当たり0.5単位までの量とする（1日1回の提供では，1回に1単位が配膳できない量である場合がある）。
- 基準量が高い段階では，糖尿病食品交換表の表3・5の単位配分に合わせてエネルギー量を上げるため，同じ料理法でもエネルギー量の多い食材に変更する。

2 たんぱく質コントロール食（PC食）

　たんぱく質コントロール食は，腎臓食だけでなく，高血圧症に対応しているものも混在していることがある。共通するのは食塩制限があること。制限の量は個人により異なるため，対象の多い6g（未満）を中心に献立を立案するとよい。基本的には，どちらも全粥食あるいは常食を基本に献立を立案するが，たんぱく質の制限が強い基準でも，特殊食品を使用すると，食品は一般食と同じまま使用量や調理方法の変更により対応が可能な場合もあるので，そのように展開する。

　また，カリウムなどの制限も段階により異なるため，食事基準の規定に合わせる。高血圧症が対

象となる一般的な減塩食は，概ね，常食を基本に調整する。

※たんぱく質コントロール食献立の展開の考え方（例）

腎臓食　⇒　食品は極力，一般食で使用しているものを使うが，量や調理方法を変える。

全粥食または常食

高血圧　⇒　減塩以外は常食に準ずる。

手順1　全粥食（または常食）の献立を貼り付ける。

手順1　全粥食 → たんぱく質コントロール食

全粥食	たんぱく質コントロール食 (たんぱく質30g)	たんぱく質コントロール食 (たんぱく質50g)	たんぱく質コントロール食 (たんぱく質70g)
①料理名	①料理名	①料理名	①料理名
全粥 かじきの香味焼き 　茹でオクラ添え じゃがいもにんじん含め煮 小松菜浸し 果物	全粥 かじきの香味焼き 　茹でオクラ添え じゃがいもにんじん含め煮 小松菜浸し 果物	全粥 かじきの香味焼き 　茹でオクラ添え じゃがいもにんじん含め煮 小松菜浸し 果物	全粥 かじきの香味焼き 　茹でオクラ添え じゃがいもにんじん含め煮 小松菜浸し 果物

（昼食）

手順2　食事基準に合わせて，そのまま移行できない料理を訂正する。

手順2　全粥食 → たんぱく質コントロール食

全粥食	たんぱく質コントロール食 (たんぱく質30g)	たんぱく質コントロール食 (たんぱく質50g)	たんぱく質コントロール食 (たんぱく質70g)
①料理名	①料理名	①料理名	①料理名
全粥 かじきの香味焼き 　茹でオクラ添え じゃがいもにんじん含め煮 小松菜浸し 果物	低たんぱくごはんまたは全粥 かじき（1/2）のフライ 　茹でオクラ添え 　減塩しょうゆ ポテトサラダ（じゃがいも・にんじん・マヨネーズ） 小松菜浸し（味付けなし） 果物（缶詰）	米飯または全粥 かじき（1/2）のフライ 　茹でオクラ添え 　減塩しょうゆ じゃがいもにんじん含め煮 小松菜浸し（味付けなし） 果物	米飯または全粥 かじきの香味焼き 　茹でオクラ添え じゃがいもにんじん含め煮 小松菜浸し 果物

（昼食）

- たんぱく質の減量，エネルギーの増量，減塩を各基準に合わせて調整する。
- カリウム制限は基準に従い，必要に応じて，食材や調理法を指示する。

③ エネルギー・たんぱく質コントロール食（EP食）

　エネルギー・たんぱく質コントロール食では，糖尿病腎症や肝硬変非代償期が該当するため，制限が多い。このため，基本はエネルギーコントロール食とたんぱく質コントロール食を参考に基準値に合わせる。この食種では，他の3つの食種と手順が少し異なる。エネルギーコントロール食とたんぱく質コントロール食を参考に，適応しそうな料理を貼り付け，調整する。

　手順1　全粥食（または常食）と，p.139～140で作成した「エネルギーコントロール食（1,400kcal）」，「たんぱく質コントロール食（30g）」の献立をそれぞれ貼り付ける。

　手順1　**全粥食 ⟶ エネルギーコントロール食，たんぱく質コントロール食 ⟶ エネルギー・たんぱく質コントロール食**

全粥食	エネルギーコントロール食 （エネルギー 1,400kcal）	たんぱく質コントロール食 （たんぱく質30g）	エネルギー・たんぱく質コントロール食 （エネルギー 1,400kcal　たんぱく質45g）
①料理名	①料理名	①料理名	①料理名
全粥 かじきの香味焼き 　茹でオクラ添え じゃがいもにんじん含め煮 小松菜浸し 果物	米飯または全粥 かじきの香味焼き 　茹でオクラ添え だいこんにんじん含め煮 小松菜浸し 果物（0.5単位）	低たんぱくごはんまたは全粥 かじき（1/2）のフライ 　茹でオクラ添え 減塩しょうゆ ポテトサラダ（じゃがいも・にんじん・マヨネーズ） 小松菜浸し（味付けなし） 果物（缶詰）	

> p.139で作成した「エネルギーコントロール食（エネルギー 1,400kcal）」の献立を貼り付ける。

> p.140で作成した「たんぱく質コントロール食（たんぱく質30g）」の献立を貼り付ける。

たんぱく質コントロール食のみを参考に調整すると高エネルギー食になるため，エネルギーコントロール食の料理も参考に調整する。

手順2 全粥食 ——→ エネルギーコントロール食，たんぱく質コントロール食 ——→ エネルギー・たんぱく質コントロール食

全粥食	エネルギーコントロール食 （エネルギー 1,400kcal）	たんぱく質コントロール食 （たんぱく質30g）	エネルギー・たんぱく質コントロール食 （エネルギー 1,400kcal たんぱく質 45g）
①料理名	①料理名	①料理名	①料理名
全粥	米飯または全粥	低たんぱくごはんまたは全粥	米飯または全粥
かじきの香味焼き 　茹でオクラ添え	かじきの香味焼き 　茹でオクラ添え	かじき（1/2）のフライ 　茹でオクラ添え 　減塩しょうゆ	かじき（1/2）のフライ 　茹でオクラ添え 　減塩しょうゆ
じゃがいもにんじん含め煮	だいこんにんじん含め煮	ポテトサラダ（じゃがいも・にんじん・マヨネーズ）	だいこんにんじん含め煮
小松菜浸し	小松菜浸し	小松菜浸し（味付けなし）	小松菜浸し（味付けなし）
果物	果物（0.5単位）	果物（缶詰）	果物（0.5単位）

（昼食）

基本はエネルギーコントロール食とたんぱく質コントロール食を参考にし，適応しそうな料理を選択し組み合わせる。

4 脂質コントロール食（FC食）

脂質コントロール食は，急性期と慢性期が同一食事基準内に混在する。

慢性期で制限が比較的緩い基準では，全粥食やエネルギーコントロール食を展開することが多い。

反対に急性期で制限が強い基準では，分粥食や潰瘍食・消化管術後食を展開するが，そのまま使える場合が少ないため，個別の献立内容となる。

	急性期 ⇒	七～三分粥食，潰瘍食・消化管術後食を展開， 基本的に調理方法は同様とし，食材を基準に 合わせて調整する。
全粥食またはエネルギーコントロール食	⇅	
	慢性期 ⇒	全粥食，エネルギーコントロール食に準ずる。

- 展開の方法は一般食と同様に全粥食または五分粥食の献立を貼り付ける。
- 脂質コントロール食で30g制限程度の食事は全粥食を貼り付け，10g制限程度は主食が五分粥になることがほとんどであるため，五分粥食を貼り付け，栄養量を基準値に合わせる。
- 同じ食材を使用できない場合は，食材のみ変えて調理方法は同じにする。
- 脂質コントロール食の制限が強い基準では，栄養価計算の数値のみに献立を合わせず，疾病の状況によっては使用食品が制限されるものもあるため，注意する（p.75，**3** 脂質コントロール食（FC食）で詳細を確認）。

手順1　全粥食の献立を貼り付ける。

手順1　**全粥食 ⟶ 脂質コントロール食**

全粥食	脂質コントロール食30g
①料理名	①料理名
全粥	全粥
かじきの香味焼き 　茹でオクラ添え	かじきの香味焼き 　茹でオクラ添え
じゃがいもにんじん含め煮	じゃがいもにんじん含め煮
小松菜浸し	小松菜浸し
果物	果物

（昼食）

手順1　**五分粥食 ⟶ 脂質コントロール食**

五分粥	脂質コントロール食 30g
①料理名	①料理名
五分粥	五分粥
かじきの煮魚 　茹できぬさや添え	かじきの煮魚 　茹できぬさや添え
じゃがいもにんじん含め 　煮（干ししいたけ除く）	じゃがいもにんじん含め 　煮（干ししいたけ除く）
小松菜煮浸し	小松菜煮浸し
果物（缶詰）	果物（缶詰）

（昼食）

手順2　食事基準に合わせて，そのまま移行できない料理を訂正する。

手順2　**全粥食 ⟶ 脂質コントロール食**

全粥食	脂質コントロール食30g
①料理名	①料理名
全粥	全粥
かじきの香味焼き 　茹でオクラ添え	かじきの煮魚 　茹でオクラ添え
じゃがいもにんじん含め煮	じゃがいもにんじん含め煮
小松菜浸し	小松菜浸し
果物	果物

（昼食）

手順2　**五分粥食 ⟶ 脂質コントロール食**

五分粥	脂質コントロール食 10g
①料理名	①料理名
五分粥	五分粥
かじきの煮魚 　茹できぬさや添え	たらの煮魚 　茹できぬさや添え
じゃがいもにんじん含め煮 　（干ししいたけ除く）	じゃがいもにんじん含め煮 　（干ししいたけ除く）
小松菜煮浸し	小松菜煮浸し
果物（缶詰）	果物（缶詰）

（昼食）

エネルギーコントロール食から脂質コントロール食まで

エネルギーコントロール食		たんぱく質コントロール食		
1,200kcal 1,400kcal	1,800kcal	たんぱく質 30g	たんぱく質 50g	たんぱく質 70g
米飯または全粥	米飯または全粥	低たんぱくごはん または全粥	米飯または全粥	米飯または全粥
かじきの香味焼き 茹でオクラ添え	はまちの香味焼き 茹でオクラ添え	かじき(1/2)のフライ 茹でオクラ添え 減塩しょうゆ	かじき(1/2)のフライ 茹でオクラ添え 減塩しょうゆ	かじきの香味焼き 茹でオクラ添え
だいこんにんじん 含め煮	だいこんにんじん 含め煮	ポテトサラダ（じゃ がいも・にんじん・ マヨネーズ）	じゃがいもにんじ ん含め煮	じゃがいもにんじ ん含め煮
小松菜浸し	小松菜浸し	小松菜浸し （味付けなし）	小松菜浸し （味付けなし）	小松菜浸し
果物（0.5単位）	果物（0.5単位）	果物（缶詰）	果物	果物

（昼食）

エネルギー・たんぱく質 コントロール食	脂質コントロール食	
エネルギー　1,400kcal たんぱく質　45g	脂質 10g	脂質 30g
米飯または全粥	五分粥	全粥
かじき(1/2)のフライ 茹でオクラ添え 減塩しょうゆ	たらの煮魚 茹できぬさや添え	かじきの煮魚 茹でオクラ添え
だいこんにんじん 含め煮	じゃがいもにんじ ん含め煮 （干ししいたけ除く）	じゃがいもにんじ ん含め煮
小松菜浸し （味付けなし）	小松菜煮浸し	小松菜浸し
果物（0.5単位）	果物（缶詰）	果物

　「展開」を把握しやすくするために，1食の例で説明したが，実際は1日3食の栄養価を満たす献立を作成しなくてはならない。1日分の献立作成でも1食分のときと同様に，下記のような流れで作業を行う。

ア　軸となる献立の1日分の献立を立案（図5-5の①）

イ　アを類似する食種に貼り付け，各食種の食事基準に合わせて内容を調整

ウ　類似する食種を並べ，展開がされているか確認（図5-5の②）

　1日分ができたら，1週間あるいは任意の期間のサイクル献立において，前後の日にちで重複する料理や食材がないか確認する必要がある。

図5-5 展開のイメージ図

常食 → 妊産婦食

常　食	妊婦食	産婦食
①	①	①
②		

常食 → 学童食

常　食	学童食1	学童食2
①	①	①
②		

全粥食 → 分粥食，潰瘍食，消化管術後食，低残渣食

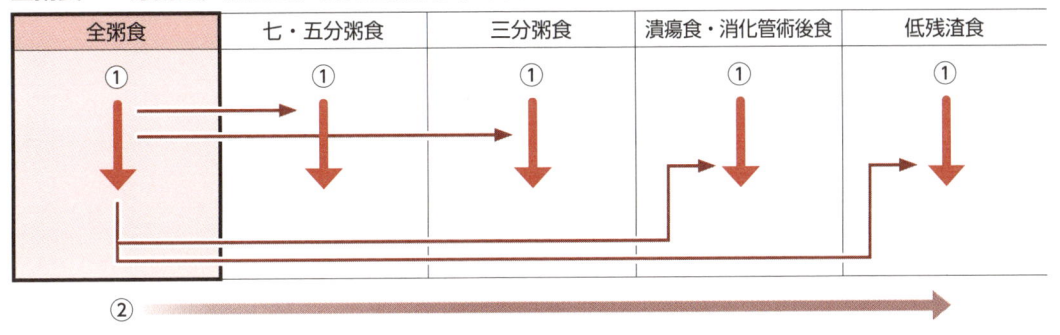

全粥食	七・五分粥食	三分粥食	潰瘍食・消化管術後食	低残渣食
①	①	①	①	①
②				

全粥食・常食 → 特別食

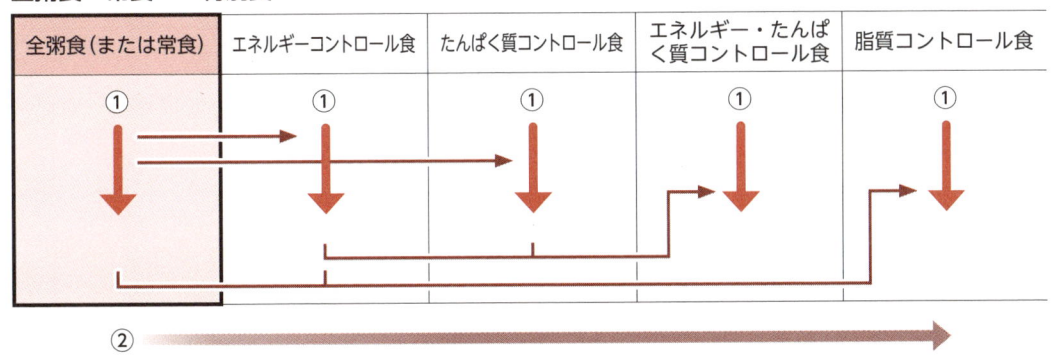

全粥食（または常食）	エネルギーコントロール食	たんぱく質コントロール食	エネルギー・たんぱく質コントロール食	脂質コントロール食
①	①	①	①	①
②				

献立展開例 1

※展開は常食を貼り付け，異なる部分（色文字）のみ直す。

❶ 常食（基本）
❷ 常食 ➡ 全粥食
❸ 全粥食 ➡ 五・三分粥食

一覧表で❶〜❸の展開を確認

❹ 全粥食 ➡ エネルギーコントロール食（EC食）
〈糖尿病食品交換表の利用〉
❺ 全粥食 ➡ たんぱく質コントロール食（PC食）
❻ 全粥食 ➡ エネルギー・たんぱく質コントロール食（EP食）
❼ 全粥食 ➡ 脂質コントロール食（FC食）

一覧表で❹〜❼の展開を確認

❶ 常食（基本）

食事基準 エネルギー：1,850kcal　たんぱく質：70g
脂質：45g　炭水化物：300g　食塩相当量：8g

	常 食		
	料理名	食品名	数量（g）
朝食	米飯（※温蔵）	米	90
	みそ汁（ほうれんそう・えのきたけ）（※温蔵）	みそ	10
		だしの素	0.5
		ほうれんそう	30
		えのきたけ	20
	がんもどきの含め煮 茹でオクラ添え（※温蔵）	がんもどき	40
		だしの素	0.5
		砂糖	1
		しょうゆ	3
		オクラ	10
		塩（茹でもの用）	0.1
	二色浸し（キャベツ・にんじん）（※冷蔵）	キャベツ	45
		にんじん	8
		糸がきかつお	0.5
		しょうゆ	2
	味付けめかぶ（※冷蔵）	味付けめかぶ	20
	牛乳（※冷蔵）	牛乳	200
昼食	米飯（※温蔵）	米	90
	かじきの香味焼き 茹でブロッコリー添え（※温蔵）	めかじき	70
		にんにく	0.4
		しょうが	0.8
		酒	3
		砂糖	0.5
		しょうゆ	5
		白いりごま	1
		ごま油	1
		ブロッコリー	30
		塩（茹でもの用）	0.1
	じゃがいもにんじん含め煮（※温蔵）	じゃがいも	80
		たまねぎ	30
		にんじん	20
		サラダ油	5
		だしの素	0.5
		砂糖	2
		しょうゆ	6
		きぬさや	5
	甘酢漬け（※冷蔵）	きゅうり	40
		塩	0.1
		しそ	0.5
		砂糖	2
		酢	4
	果物（※冷蔵）	オレンジ（1/6×3切）	65
夕食	米飯（※温蔵）	米	90
	豚肉風味炒め（※温蔵）	豚もも脂身なし	70
		まいたけ	30
		万能ねぎ	2
		しょうが	0.8
		白ごま	0.3
		みりん	2
		しょうゆ	5
		サラダ油	3
	中華風サラダ（※冷蔵）	レタス	35
		パプリカ（赤）	15
		乾燥わかめ	2
		錦糸卵（冷）	20
		中華ドレッシング	10
	しば漬け（※冷蔵）	減塩しば漬け	20

エネルギー	1,800kcal	炭水化物	270.9g
たんぱく質	73.5g	食塩相当量	7.3g
脂質	44.0g		

❷ 常食 ➡ 全粥食

| 食事基準 | エネルギー：1,500kcal　たんぱく質：65g　脂質：40g　炭水化物：220g　食塩相当量：8g |

❸ 全粥食 ➡ 五・三分粥食

| 食事基準 | 五分粥 | エネルギー：1,300kcal　たんぱく質：60g　脂質：30g　炭水化物：190g　食塩相当量：7g |
| | 三分粥 | エネルギー：900kcal　たんぱく質：40g　脂質：30g　炭水化物：140g　食塩相当量：7g |

	常食 料理名	全粥食 料理名	食品名	数量 (g)	全粥食 料理名	五・三分粥食 料理名	食品名	数量 (g)
朝食	米飯	全粥	米	60	全粥	五分粥（三分粥）	米（米）	45（20）
	みそ汁（ほうれんそう・えのきたけ）	みそ汁（ほうれんそう・えのきたけ）	みそ	10	みそ汁（ほうれんそう・えのきたけ）	みそ汁（ほうれんそう）（三分粥はみそスープ）	みそ	10
			だしの素	0.5			だしの素	0.5
			ほうれんそう	30			ほうれんそう	30
			えのきたけ	20				
	がんもどきの含め煮 茹でオクラ添え	がんもどきの含め煮 茹でオクラ添え	がんもどき	40	がんもどきの含め煮 茹でオクラ添え	ツナ（三分粥は1/2量）	ノンオイルツナ（缶詰）	50
			だしの素	0.5				
			砂糖	1				
			しょうゆ	3				
			オクラ	10				
			塩（茹でもの用）	0.1				
	二色浸し（キャベツ・にんじん）	二色浸し（キャベツ・にんじん）	キャベツ	45	二色浸し（キャベツ・にんじん）	二色煮浸し（キャベツ・にんじん）	キャベツ	30
			にんじん	8			にんじん	10
			糸がきかつお	0.5			だしの素	0.2
			しょうゆ	2			砂糖	2
							しょうゆ	3.5
	味付けめかぶ	ねりうめ	減塩ねりうめ	5	ねりうめ	ねりうめ	減塩ねりうめ	5
	牛乳	牛乳	牛乳	200	牛乳	牛乳	牛乳	200
昼食	米飯	全粥	米	60	全粥	五分粥（三分粥）	米（米）	45（20）
	かじきの香味焼き 茹でブロッコリー添え	かじきの香味焼き 茹でブロッコリー添え	めかじき	70	かじきの香味焼き 茹でブロッコリー添え	かじきの煮魚（三分粥は1/2量）	めかじき	70
			にんにく	0.4			砂糖	4
			しょうが	0.8			酒	3
			酒	3			しょうゆ	6
			砂糖	0.5				
			しょうゆ	5				
			白いりごま	1				
			ごま油	1				
			ブロッコリー	30				
			塩（茹でもの用）	0.1				
	じゃがいもにんじん含め煮	じゃがいもにんじん含め煮	じゃがいも	80	じゃがいもにんじん含め煮	じゃがいもにんじん煮（三分粥は1/2量で,きぬさや除く）	じゃがいも	60
			たまねぎ	30			たまねぎ	15
			にんじん	20			にんじん	20
			サラダ油	5			だしの素	0.5
			だしの素	0.5			砂糖	2
			砂糖	2			みりん	2
			しょうゆ	6			しょうゆ	5
			きぬさや	5			きぬさや	5
	甘酢漬け	甘酢漬け	きゅうり	40	甘酢漬け	なす煮浸し	なす（皮むき）	50
			塩	0.1			だしの素	0.2
			しそ	0.5			砂糖	2
			砂糖	2			しょうゆ	3
			酢	4				
	果物	果物	オレンジ（1/6×3切）	65	果物	果物（缶詰）	みかん缶（缶詰）	50
夕食	米飯	全粥	米	60	全粥	五分粥（三分粥）	米（米）	45（20）
	豚肉風味炒め	豚肉風味炒め	豚もも脂身なし	70	豚肉風味炒め	親子煮（三分粥は1/2量）	鶏もも皮むき	30
			まいたけ	30			たまねぎ	70
			万能ねぎ	2			にんじん	20
			しょうが	0.8			だしの素	0.5
			白ごま	0.3			砂糖	2
			みりん	2			みりん	2
			しょうゆ	5			しょうゆ	4
			サラダ油	3			卵	40
							糸みつば	5
	中華風サラダ	中華風サラダ	レタス	35	中華風サラダ	青梗菜白菜煮（三分粥は1/2量）	青梗菜	60
			パプリカ（赤）	15			白菜	50
			乾燥わかめ	2			だしの素	0.2
			錦糸卵（冷）	20			砂糖	3
			中華ドレッシング	10			しょうゆ	4.5
	しば漬け	しば漬け	減塩しば漬け	20	しば漬け	コンポート	りんご	90
							砂糖	8
						乳酸菌飲料（三分粥のみ）	乳酸菌飲料	125

エネルギー	1,482kcal	炭水化物	202.5g
たんぱく質	68.0g	食塩相当量	7.4g
脂質	42.5g		

五分粥食	エネルギー	1,250kcal	三分粥食	エネルギー	850kcal
	たんぱく質	59.3g		たんぱく質	41.5g
	脂質	21.4g		脂質	20.0g
	炭水化物	200.2g		炭水化物	130.0g
	食塩相当量	7.0g		食塩相当量	5.9g

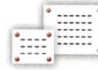 **一覧表で❶～❸の展開を確認**

① 常 食	② 全粥食	③ 五分粥食	③ 三分粥食
料理名	料理名	料理名	料理名

朝食

① 常 食	② 全粥食	③ 五分粥食	③ 三分粥食
米飯	全粥	五分粥	三分粥
みそ汁（ほうれんそう・えのきたけ）	みそ汁（ほうれんそう・えのきたけ）	みそ汁（ほうれんそう）	みそスープ
がんもどきの含め煮　茹でオクラ添え	がんもどきの含め煮　茹でオクラ添え	ツナ	ツナ（1/2量）
二色浸し（キャベツ・にんじん）	二色浸し（キャベツ・にんじん）	二色煮浸し（キャベツ・にんじん）	二色煮浸し（キャベツ・にんじん）
味付けめかぶ	ねりうめ	ねりうめ	ねりうめ
牛乳	牛乳	牛乳	牛乳

昼食

① 常 食	② 全粥食	③ 五分粥食	③ 三分粥食
米飯	全粥	五分粥	三分粥
かじきの香味焼き　茹でブロッコリー添え	かじきの香味焼き　茹でブロッコリー添え	かじきの煮魚	かじきの煮魚（1/2量）
じゃがいもにんじん含め煮	じゃがいもにんじん含め煮	じゃがいもにんじん煮	じゃがいもにんじん煮（1/2量）（きぬさや除く）
甘酢漬け	甘酢漬け	なす煮浸し	なす煮浸し
果物	果物	果物（缶詰）	果物（缶詰）

夕食

① 常 食	② 全粥食	③ 五分粥食	③ 三分粥食
米飯	全粥	五分粥	三分粥
豚肉風味炒め	豚肉風味炒め	親子煮	親子煮（1/2量）
中華風サラダ	中華風サラダ	青梗菜白菜煮	青梗菜白菜煮（1/2量）
しば漬け	しば漬け	コンポート	コンポート
			乳酸菌飲料

❹ 全粥食 ➡ エネルギーコントロール食

食事基準　エネルギー：1,400kcal　たんぱく質：65g　脂質：40g　炭水化物：204g　食塩相当量：8g

　糖尿病食品交換表で計算すると，食品成分表で計算した結果と異なる（下記参照）が，コンピュータ管理の場合は，栄養価計算を食品成分表で行う方が精度管理は向上する。しかし，糖尿病食品交換表単位配分を考慮して献立を立案し，各栄養素配分の均等化を図る必要がある。

糖尿病食品交換表で計算

	全粥食 料理名	エネルギーコントロール食 料理名	食品名	数量(g)	表1	表2	表3	表4	表5	表6	調味料
朝食	全粥	米飯	米	67	2.8						
	みそ汁（ほうれんそう・えのきたけ）	みそ汁（ほうれんそう・えのきたけ）	みそ	10							0.3
			だしの素	0.5							
			ほうれんそう	30						○	
			えのきたけ	20							
	がんもどきの含め煮 茹でオクラ添え	ツナ 茹でオクラ添え	ノンオイルツナ（缶詰）	50			0.8				
			オクラ	10						○	
			塩（茹でもの用）	0.1							
	二色浸し（キャベツ・にんじん）	二色浸し（キャベツ・にんじん）	キャベツ	45						○	
			にんじん	8						○	
			糸がきかつお	0.5							
			しょうゆ	2							
	ねりうめ	味付けめかぶ	味付けめかぶ	20						○	
	牛乳	牛乳	牛乳	200				1.7			
昼食	全粥	米飯	米	67	2.8						
	かじきの香味焼き 茹でブロッコリー添え	かじきの香味焼き 茹でブロッコリー添え	めかじき	70			1.2				
			にんにく	0.4						○	
			しょうが	0.8						○	
			酒	3							
			砂糖	0.5							
			しょうゆ	5							
			白いりごま	1					0.1		
			ごま油	1					0.1		
			ブロッコリー	30						○	
			塩（茹でもの用）	0.1							
	じゃがいもにんじん含め煮	だいこんにんじん含め煮	だいこん	70						○	
			にんじん	20						○	
			だしの素	0.5							
			砂糖	2							0.1
			酒	2							
			しょうゆ	4.5							
			きぬさや	5						○	
	甘酢漬け	甘酢漬け	きゅうり	40						○	
			塩	0.1							
			しそ	0.5							
			砂糖	2							0.1
			酢	4							
	果物	果物	オレンジ（1/6×3切）	65		0.3					
夕食	全粥	米飯	米	67	2.8						
	豚肉風味炒め	豚肉風味炒め	豚もも脂身なし	70			1.2				
			まいたけ	30						○	
			万能ねぎ	2						○	
			しょうが	0.8						○	
			白ごま	0.3					0.1		
			みりん	2							0.1
			しょうゆ	5							
			サラダ油	3					0.3		
	中華風サラダ	中華風サラダ（ノンオイル）	レタス	35						○	
			パプリカ（赤）	15						○	
			乾燥わかめ	2						○	
			錦糸卵（冷）	20			0.4				
			ノンオイル中華ドレッシング	10							
	しば漬け	しば漬け	減塩しば漬け	20							
		果物	りんご（1/6×3切）	80		0.5					
			合計		8.4	0.8	3.6	1.7	0.6	1.1	0.6

合計　16.8

エネルギー	1,435kcal	炭水化物	225.2g
たんぱく質	70g	食塩相当量	6.2g
脂質	26.4g		

❺ 全粥食 ➡ たんぱく質コントロール食

食事基準	エネルギー：1,700kcal　たんぱく質：40g
	食塩相当量：6g 未満

	全粥食 料理名	たんぱく質コントロール食 料理名	食品名	数量 (g)
朝食	全粥	米飯	米	90
	みそ汁（ほうれんそう・えのきたけ）	みそ汁（ほうれんそう・えのきたけ）（1/2量）	みそ	5
			だしの素	0.3
			ほうれんそう	15
			えのきたけ	10
	がんもどきの含め煮 茹でオクラ添え	がんもどきの含め煮 茹でオクラ添え	がんもどき	40
			だしの素	0.5
			砂糖	1
			しょうゆ	3
			オクラ	10
			塩（茹でもの用）	0.1
	二色浸し（キャベツ・にんじん）	二色浸し（キャベツ・にんじん）	キャベツ	45
			にんじん	8
			糸がきかつお	0.5
			しょうゆ	2
	ねりうめ	焼きのり	焼きのり	1
		パック減塩しょうゆ	パック減塩しょうゆ	3
	牛乳	乳酸菌飲料	乳酸菌飲料	65
昼食	全粥	低たんぱくごはん	低たんぱくごはん	200
	かじきの香味焼き 茹でブロッコリー添え	かじきの香味焼き（1/2量）茹でブロッコリー添え	めかじき	30
			にんにく	0.2
			しょうが	0.4
			酒	1.5
			砂糖	0.3
			しょうゆ	2.5
			白いりごま	0.5
			ごま油	0.5
			ブロッコリー	30
			塩（茹でもの用）	0.1
	じゃがいもにんじん含め煮	じゃがいもにんじん含め煮	じゃがいも	80
			たまねぎ	30
			にんじん	20
			サラダ油	5
			だしの素	0.5
			砂糖	2
			しょうゆ	6
			きぬさや	5
	甘酢漬け	甘酢漬け	きゅうり	40
			塩	0.1
			しそ	0.5
			砂糖	2
			酢	4
	果物	果物	オレンジ (1/6×3切)	65
夕食	全粥	低たんぱくごはん	低たんぱくごはん	200
	豚肉風味炒め	天ぷら盛り合わせ	さつまいも	30
			しいたけ（1枚）	12.5
			ししとう (6g×2本)	12
			低たんぱく小麦粉	10
			油	10
	中華風サラダ	中華風サラダ	レタス	35
			パプリカ（赤）	15
			乾燥わかめ	2
			錦糸卵（冷）	20
			中華ドレッシング	10
	しば漬け	青梗菜浸し パック減塩しょうゆ	青梗菜	50
			塩（茹でもの用）	0.1
			パック減塩しょうゆ	3
		コンポート	りんご	90
			砂糖	8

エネルギー	1,697kcal	炭水化物	225.2g
たんぱく質	40.0g	食塩相当量	4.2g
脂質	26.4g		

❻ 全粥食 ➡ エネルギー・たんぱく質コントロール食

食事基準	エネルギー：1,400kcal　たんぱく質：45g
	食塩相当量：6g 未満

	全粥食 料理名	エネルギー・たんぱく質コントロール食 料理名	食品名	数量 (g)
朝食	全粥	米飯	米	70
	みそ汁（ほうれんそう・えのきたけ）	みそ汁（ほうれんそう・えのきたけ）（1/2量）	みそ	5
			だしの素	0.3
			ほうれんそう	15
			えのきたけ	10
	がんもどきの含め煮 茹でオクラ添え	がんもどきの含め煮 茹でオクラ添え	がんもどき	40
			だしの素	0.5
			砂糖	1
			しょうゆ	3
			オクラ	10
			塩（茹でもの用）	0.1
	二色浸し（キャベツ・にんじん）	二色浸し（キャベツ・にんじん）	キャベツ	45
			にんじん	8
			糸がきかつお	0.5
			しょうゆ	2
	ねりうめ	焼きのり	焼きのり	1
		パック減塩しょうゆ	パック減塩しょうゆ	3
	牛乳	エネルギー補給ゼリー	エネルギー補給ゼリー	24
昼食	全粥	米飯	米	70
	かじきの香味焼き 茹でブロッコリー添え	かじきの香味焼き 茹でブロッコリー添え	めかじき	70
			にんにく	0.4
			しょうが	0.8
			酒	3
			砂糖	0.5
			しょうゆ	5
			白いりごま	1
			ごま油	1
			ブロッコリー	30
			塩（茹でもの用）	0.1
	じゃがいもにんじん含め煮	だいこんにんじん含め煮	だいこん	70
			にんじん	20
			だしの素	0.5
			砂糖	2
			酒	2
			しょうゆ	4.5
			きぬさや	5
	甘酢漬け	甘酢漬け	きゅうり	40
			塩	0.1
			しそ	0.5
			砂糖	2
			酢	4
	果物	果物	オレンジ (1/6×3切)	65
夕食	全粥	米飯	米	70
	豚肉風味炒め	天ぷら盛り合わせ	さつまいも	30
			しいたけ（1枚）	12.5
			ししとう (6g×2本)	12
			低たんぱく小麦粉	10
			油	10
	中華風サラダ	中華風サラダ	レタス	35
			パプリカ（赤）	15
			乾燥わかめ	2
			錦糸卵（冷）	20
			中華ドレッシング	10
	しば漬け	青梗菜浸し パック減塩しょうゆ	青梗菜	50
			塩（茹でもの用）	0.1
			パック減塩しょうゆ	3
		果物	りんご (1/6×3切)	80

エネルギー	1,418kcal	食塩相当量	4.1g
たんぱく質	41.8g		
脂質	30.7g		

❼ 全粥食 ➡ 脂質コントロール食

| 食事基準 | エネルギー：1,500kcal　脂質：20g
食塩相当量：8g |

全粥食	脂質コントロール食		
料理名	料理名	食品名	数量 (g)
朝食			
全粥	米飯	米	90
みそ汁 (ほうれんそう・えのきたけ)	みそ汁 (ほうれんそう・えのきたけ)	みそ	10
		だしの素	0.5
		ほうれんそう	30
		えのきたけ	20
がんもどきの含め煮　茹でオクラ添え	ツナ	ノンオイルツナ (缶詰)	50
二色浸し(キャベツ・にんじん)	二色浸し(キャベツ・にんじん)	キャベツ	45
		にんじん	8
		糸がきかつお	0.5
		しょうゆ	2
ねりうめ	ねりうめ	減塩ねりうめ	5
牛乳	ヨーグルト	ヨーグルト	78
昼食			
全粥	米飯	米	90
かじきの香味焼き　茹でブロッコリー添え	かじきの煮魚	めかじき	70
		砂糖	4
		酒	3
		しょうゆ	6
じゃがいもにんじん含め煮	じゃがいもにんじん煮	じゃがいも	60
		たまねぎ	15
		にんじん	20
		だしの素	0.5
		砂糖	2
		みりん	2
		しょうゆ	5
		きぬさや	5
甘酢漬け	甘酢漬け	きゅうり	40
		塩	0.1
		しそ	0.5
		砂糖	2
		酢	4
果物	果物	オレンジ (1/6×3切)	65
夕食			
全粥	米飯	米	90
豚肉風味炒め	鶏のみそ煮	鶏もも皮むき	60
		みりん	3
		酒	3
		みそ	6
中華風サラダ	中華風サラダ (ノンオイル)	レタス	35
		パプリカ (赤)	15
		乾燥わかめ	2
		錦糸卵 (冷)	20
		ノンオイル中華ドレッシング	10
しば漬け	しば漬け	減塩しば漬け	20
	コンポート	りんご	90
		砂糖	8

エネルギー	1,300kcal	食塩相当量	5.4g
脂質	12.0g		

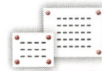 **一覧表で❹〜❼の展開を確認**

②全粥食		④エネルギーコントロール食 1,400kcal	⑤たんぱく質コントロール食 40g	⑥エネルギー・たんぱく質コントロール食 1,400kcal　45g	⑦脂質コントロール食 20g
	料理名	料理名	料理名	料理名	料理名
朝食	全粥 みそ汁（ほうれんそう・えのきたけ） がんもどきの含め煮　茹でオクラ添え 二色浸し（キャベツ・にんじん） ねりうめ 牛乳	米飯 みそ汁（ほうれんそう・えのきたけ） ツナ　茹でオクラ添え 二色浸し（キャベツ・にんじん） 味付けめかぶ 牛乳	米飯 みそ汁（ほうれんそう・えのきたけ）（1/2量） がんもどきの含め煮　茹でオクラ添え 二色浸し（キャベツ・にんじん） 焼きのり　パック減塩しょうゆ 乳酸菌飲料	米飯 みそ汁（ほうれんそう・えのきたけ）（1/2量） がんもどきの含め煮　茹でオクラ添え 二色浸し（キャベツ・にんじん） 焼きのり　パック減塩しょうゆ エネルギー補給ゼリー	米飯 みそ汁（ほうれんそう・えのきたけ） ツナ 二色浸し（キャベツ・にんじん） ねりうめ ヨーグルト
昼食	全粥 かじきの香味焼き　茹でブロッコリー添え じゃがいもにんじん含め煮 甘酢漬け 果物	米飯 かじきの香味焼き　茹でブロッコリー添え だいこんにんじん含め煮 甘酢漬け 果物	低たんぱくごはん かじきの香味焼き（1/2量）　茹でブロッコリー添え じゃがいもにんじん含め煮 甘酢漬け 果物	米飯 かじきの香味焼き　茹でブロッコリー添え だいこんにんじん含め煮 甘酢漬け 果物	米飯 かじきの煮魚 じゃがいもにんじん煮 甘酢漬け 果物
夕食	全粥 豚肉風味炒め 中華風サラダ しば漬け	米飯 豚肉風味炒め 中華風サラダ（ノンオイル） しば漬け 果物	低たんぱくごはん 天ぷら盛り合わせ 中華風サラダ 青梗菜浸し　パック減塩しょうゆ コンポート	米飯 天ぷら盛り合わせ 中華風サラダ 青梗菜浸し　パック減塩しょうゆ 果物	米飯 鶏のみそ煮 中華風サラダ（ノンオイル） しば漬け コンポート

献立展開例 2

※展開は常食を貼り付け，異なる部分（色文字）のみ直す。

❶ 常食（基本）

❷ 常食 ➡ 全粥食

❸ 全粥食 ➡ 五・三分粥食

一覧表で❶～❸の展開を確認

❹ 全粥食 ➡ エネルギーコントロール食
　（EC食）
　〈糖尿病食品交換表の利用〉

❺ 全粥食 ➡ たんぱく質コントロール食
　（PC食）

❻ 全粥食 ➡ エネルギー・たんぱく質コ
　ントロール食（EP食）

❼ 全粥食 ➡ 脂質コントロール食
　（FC食）

一覧表で❹～❼の展開を確認

❶ 常食（基本）

食事基準 エネルギー：1,850kcal　たんぱく質：70g
脂質：45g　炭水化物：300g　食塩相当量：8g

常食		
料理名	食品名	数量（g）
米飯（※温蔵）	米	90
みそ汁（白菜・きぬさや）（※温蔵）	みそ	10
	だしの素	0.5
	白菜	30
	きぬさや	5
鮭の塩焼き　茹でオクラ添え（※温蔵）	生さけ	40
	塩	0.2
	オクラ	10
	塩（茹でもの用）	0.1
ほうれんそう浸し（※冷蔵）	ほうれんそう	50
	塩（茹でもの用）	0.1
	糸がきかつお	0.3
	しょうゆ	2
焼きのり　パックしょうゆ（※冷蔵）	焼きのり	1
	パックしょうゆ	3
牛乳（※冷蔵）	牛乳	200
米飯（※温蔵）	米	90
ビーフカレー（※温蔵）	牛もも肉脂身なし	40
	じゃがいも	60
	にんじん	30
	たまねぎ	60
	サラダ油	5
	にんにく	1
	しょうが	1
	カレールー	18
	中濃ソース	1.5
	おろしりんご	5
	グリンピース（冷）	5
サラダ（※冷蔵）	ブロッコリー	40
	カリフラワー	40
	ホールコーン（缶詰）	10
	フレンチドレッシング	8
漬け物（福神漬け）（※冷蔵）	福神漬け	18
果物（※冷蔵）	オレンジ（1/6×3切）	65
乳酸菌飲料（※冷蔵）	乳酸菌飲料	125
米飯（※温蔵）	米	90
あこう鯛漬け焼き　ししとうソテー（※温蔵）	あこう鯛	70
	しょうゆ	3
	みりん	3
	ししとう	12
	サラダ油	2
炒め煮（※温蔵）	茹でぜんまい	50
	糸こんにゃく	20
	にんじん	15
	ごま油	3.5
	だしの素	0.5
	砂糖	2
	酒	3
	しょうゆ	3.5
	きぬさや（冷）	5
アスパラ浸し（※冷蔵）	グリーンアスパラ	30
	塩（茹でもの用）	0.1
	だしの素	0.2
	しょうゆ	2

（朝食：米飯～牛乳、昼食：米飯～乳酸菌飲料、夕食：米飯～アスパラ浸し）

エネルギー	1,851kcal	炭水化物	297.3g
たんぱく質	70.5g	食塩相当量	7.9g
脂質	39.0g		

❷ 常食 ➡ 全粥食

食事基準	エネルギー：1,500kcal　たんぱく質：65g 脂質：40g　炭水化物：220g　食塩相当量：8g

❸ 全粥食 ➡ 五・三分粥食

食事基準	五分粥 エネルギー：1,300kcal　たんぱく質：60g 脂質：30g　炭水化物：190g　食塩相当量：7g 三分粥 エネルギー：900kcal　たんぱく質：40g 脂質：30g　炭水化物：140g　食塩相当量：7g

	常食 料理名	全粥食 料理名	全粥食 食品名	数量 (g)	全粥食 料理名	五・三分粥食 料理名	五・三分粥食 食品名	数量 (g)
朝食	米飯	全粥	米	60	全粥	五分粥 （三分粥）	米 （米）	45 (25)
	みそ汁（白菜・きぬさや）	みそ汁（白菜・きぬさや）	みそ	10	みそ汁（白菜・きぬさや）	みそ汁（白菜・きぬさや） （三分粥はみそスープ）	みそ	10
			だしの素	0.5			だしの素	0.5
			白菜	30			白菜	30
			きぬさや	5			きぬさや	5
	鮭の塩焼き 茹でオクラ添え	鮭の塩焼き 茹でオクラ添え	生さけ	40	鮭の塩焼き 茹でオクラ添え	鮭水煮（缶詰） （三分粥は1/2量）	鮭水煮（缶詰）	50
			塩	0.2				
			オクラ	10				
			塩（茹でもの用）	0.1				
	ほうれんそう浸し	ほうれんそう浸し	ほうれんそう	50	ほうれんそう浸し	ほうれんそう煮浸し	ほうれんそう	50
			塩（茹でもの用）	0.1			だしの素	0.2
			糸がきかつお	0.3			みりん	2
			しょうゆ	2			しょうゆ	3.5
	焼きのり パックしょうゆ	焼きのり パックしょうゆ	焼きのり	1	焼きのり パックしょうゆ	パックねりうめ	減塩ねりうめ	5
			パックしょうゆ	3				
	牛乳	牛乳	牛乳	200	牛乳	牛乳	牛乳	200
昼食	米飯	全粥	米	60	全粥	五分粥 （三分粥）	米 （米）	45 (25)
	ビーフカレー	豚肉オイスター炒め	豚もも肉脂身なし	70	豚肉オイスター炒め	鶏の薄くず煮 （三分粥は1/2量）	ささ身	60
			ピーマン	30			たまねぎ	20
			まいたけ	15			にんじん	20
			しょうが	2			だしの素	0.3
			にんにく	1			砂糖	3
			砂糖	2			しょうゆ	5
			塩	0.3			グリンピース（冷）	5
			こしょう	0.01			でんぷん	3
			酒	2				
			しょうゆ	2.5				
			ごま油	1.5				
			サラダ油	3				
			オイスターソース	3				
	サラダ	サラダ	ブロッコリー	40	サラダ	茹でカリフラワー オーロラソース （三分粥は1/2量）	カリフラワー	60
			カリフラワー	40			トマト（皮むき）	25
			ホールコーン（缶詰）	10			マヨネーズ	5
			フレンチドレッシング	8			ケチャップ	5
	漬け物（福神漬け）	小松菜浸し	小松菜	50	小松菜浸し	小松菜煮浸し	小松菜	50
			塩（茹でもの用）	0.1			だしの素	0.2
			糸がきかつお	0.3			みりん	2
			しょうゆ	2			しょうゆ	3.5
	果物	果物	オレンジ（1/6×3切）	65	果物	果物（缶詰） （三分粥は1/2量）	白桃（缶詰）	80
	乳酸菌飲料	乳酸菌飲料	乳酸菌飲料	125	乳酸菌飲料	乳酸菌飲料	乳酸菌飲料	125
夕食	米飯	全粥	米	60	全粥	五分粥 （三分粥）	米 （米）	45 (25)
	あこう鯛漬け焼き ししとうソテー	あこう鯛漬け焼き ししとうソテー	あこう鯛	70	あこう鯛漬け焼き ししとうソテー	赤魚煮魚 （三分粥は1/2量）	赤魚	70
			しょうゆ	3			砂糖	3
			みりん	3			みりん	3
			ししとう	12			酒	3
			サラダ油	2			しょうゆ	5
	炒め煮	さつまいも含め煮	さつまいも	95	さつまいも含め煮	さつまいも含め煮 （三分粥は1/2量）	さつまいも	95
			砂糖	5			砂糖	5
			しょうゆ	2			しょうゆ	2
	アスパラ浸し	アスパラ浸し	グリーンアスパラ	30	アスパラ浸し	ホワイトアスパラ （缶詰）	ホワイトアスパラ （缶詰）	30
			塩（茹でもの用）	0.1				
			だしの素	0.2				
			しょうゆ	2				

エネルギー	1,473kcal	炭水化物	228.5g
たんぱく質	70.6g	食塩相当量	6.0g
脂質	28.6g		

五分粥食	エネルギー	1,333kcal	三分粥食	エネルギー	869kcal
	たんぱく質	65.8g		たんぱく質	44.2g
	脂質	22.0g		脂質	18.0g
	炭水化物	212.8g		炭水化物	128.4g
	食塩相当量	7.0g		食塩相当量	4.7g

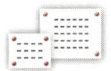 **一覧表で❶～❸の展開を確認**

❶ 常 食	❷ 全粥食	❸ 五分粥食	❸ 三分粥食
料理名	料理名	料理名	料理名
朝食 米飯 みそ汁（白菜・きぬさや） 鮭の塩焼き 　茹でオクラ添え ほうれんそう浸し 焼きのり 　パックしょうゆ 牛乳	全粥 みそ汁（白菜・きぬさや） 鮭の塩焼き 　茹でオクラ添え ほうれんそう浸し 焼きのり 　パックしょうゆ 牛乳	五分粥 みそ汁（白菜・きぬさや） 鮭水煮（缶詰） ほうれんそう煮浸し パックねりうめ 牛乳	三分粥 みそスープ 鮭水煮（缶詰）（1/2量） ほうれんそう煮浸し パックねりうめ 牛乳
昼食 米飯 ビーフカレー サラダ 漬け物（福神漬け） 果物 乳酸菌飲料	全粥 豚肉オイスター炒め サラダ 小松菜浸し 果物 乳酸菌飲料	五分粥 鶏の薄くず煮 茹でカリフラワー 　オーロラソース 小松菜煮浸し 果物（缶詰） 乳酸菌飲料	三分粥 鶏の薄くず煮（1/2量） 茹でカリフラワー 　オーロラソース（1/2量） 小松菜煮浸し 果物（缶詰）（1/2量） 乳酸菌飲料
夕食 米飯 あこう鯛漬け焼き 　ししとうソテー 炒め煮 アスパラ浸し	全粥 あこう鯛漬け焼き 　ししとうソテー さつまいも含め煮 アスパラ浸し	五分粥 赤魚煮魚 さつまいも含め煮 ホワイトアスパラ（缶詰）	三分粥 赤魚煮魚（1/2量） さつまいも含め煮（1/2量） ホワイトアスパラ（缶詰）

❹ 全粥食 ➡ エネルギーコントロール食

食事基準 エネルギー：1,400kcal　たんぱく質：65g　脂質：40g　炭水化物：204g　食塩相当量：8g 未満

糖尿病食品交換表で計算すると，食品成分表で計算した結果と異なる（下記参照）が，コンピュータ管理の場合は，栄養価計算を食品成分表で行う方が精度管理は向上する。しかし，糖尿病食品交換表単位配分を考慮して献立を立案し，各栄養素配分の均等化を図る必要がある。

中央の矢印：糖尿病食品交換表で計算

全粥食 料理名	料理名	食品名	数量 (g)	表1	表2	表3	表4	表5	表6	調味料
朝食										
全粥	米飯	米	67	2.7						
みそ汁（白菜・きぬさや）	みそ汁（白菜・きぬさや）	みそ	10							0.3
		だしの素	0.5							
		白菜	30						○	
		きぬさや	5						○	
鮭の塩焼き 茹でオクラ添え	鮭の塩焼き 茹でオクラ添え	生さけ	40			0.7				
		塩	0.2							
		オクラ	10						○	
		塩（茹でもの用）	0.1							
ほうれんそう浸し	ほうれんそう浸し	ほうれんそう	50						○	
		塩（茹でもの用）	0.1							
		糸がきかつお	0.3							
		しょうゆ	2							
焼きのり パックしょうゆ	焼きのり パックしょうゆ	焼きのり	1							
		パックしょうゆ	3							
牛乳	牛乳	牛乳	200				1.7			
昼食										
全粥	米飯	米	67	2.7						
豚肉オイスター炒め	豚肉オイスター炒め	豚もも肉脂身なし	70			1.2				
		ピーマン	30						○	
		まいたけ	15						○	
		しょうが	2						○	
		にんにく	1						○	
		砂糖	2							0.1
		塩	0.3							
		こしょう	0.01							
		酒	2							
		しょうゆ	2.5							
		ごま油	1.5					0.2		
		サラダ油	3					0.3		
		オイスターソース	3							
サラダ	サラダ（ノンオイルドレッシング）	ブロッコリー	40						○	
		カリフラワー	40						○	
		ホールコーン缶	10	0.1						
		ノンオイルフレンチドレッシング	8							
小松菜浸し	小松菜浸し	小松菜	50						○	
		塩（茹でもの用）	0.1							
		糸がきかつお	0.3							
		しょうゆ	2							
果物	果物	オレンジ（1/6×3切）	65		0.4					
乳酸菌飲料	乳酸菌飲料	乳酸菌飲料	125							
夕食										
全粥	米飯	米	67	2.7						
あこう鯛漬け焼き ししとうソテー	あこう鯛漬け焼き ししとうソテー	あこう鯛	70			0.9				
		しょうゆ	3							
		みりん	3							0.1
		ししとう	12						○	
		サラダ油	2					0.2		
さつまいも含め煮	炒め煮	茹でぜんまい	50						○	
		糸こんにゃく	20							
		にんじん	15						○	
		ごま油	3.5					0.4		
		だしの素	0.5							
		砂糖	2							
		酒	3							
		しょうゆ	3.5							
		きぬさや（冷）	5						○	
アスパラ浸し	アスパラ浸し	グリーンアスパラ	30						○	
		塩（茹でもの用）	0.1							
		だしの素	0.2							
		しょうゆ	2							
	果物	キウイフルーツ	100		0.7					
			合計	8.2	1.1	2.8	1.7	1.1	1.2	0.5

合計　16.6

エネルギー	1,419kcal	炭水化物	212.8g
たんぱく質	68.3g	食塩相当量	6.3g
脂質	30.6g		

❺ 全粥食 ➡ たんぱく質コントロール食

食事基準：エネルギー：1,700kcal　たんぱく質：40g　食塩相当量：6g 未満

	全粥食 料理名	たんぱく質コントロール食 料理名	食品名	数量 (g)
朝食	全粥	米飯	米	90
	みそ汁（白菜・きぬさや）	みそ汁（白菜・きぬさや）（1/2量）	みそ	5
			だしの素	0.3
			白菜	15
			きぬさや	5
	鮭の塩焼き 茹でオクラ添え	鮭の塩焼き 茹でオクラ添え	生さけ	40
			塩	0.2
			オクラ	10
			塩（茹でもの用）	0.1
	ほうれんそう浸し	ほうれんそう浸し	ほうれんそう	50
			塩（茹でもの用）	0.1
			糸がきかつお	0.3
			しょうゆ	2
	焼きのり	焼きのり	焼きのり	1
	パックしょうゆ	パックしょうゆ	パックしょうゆ	3
	牛乳	エネルギー補給クッキー（2枚）	パックエネルギー補給クッキー	14
昼食	全粥	カレーチャーハン	低たんぱくごはん	200
	豚肉オイスター炒め		たまねぎ	20
			にんじん	15
			ピーマン	10
			塩	0.8
			こしょう	0.1
			カレー粉	2
			サラダ油	5
			バター	4
	サラダ	サラダ	ブロッコリー	40
			カリフラワー	40
			ホールコーン（缶詰）	10
			フレンチドレッシング	8
	小松菜浸し	小松菜浸し	小松菜	50
			塩（茹でもの用）	0.1
			糸がきかつお	0.3
			しょうゆ	2
	果物	果物（缶詰）	白桃（缶詰）	80
	乳酸菌飲料	エネルギー補給ゼリー（2個）	エネルギー補給ゼリー	49
夕食	全粥	低たんぱくごはん	低たんぱくごはん	200
	あこう鯛漬け焼き ししとうソテー	あこう鯛漬け焼き ししとうソテー	あこう鯛	70
			しょうゆ	3
			みりん	3
			ししとう	12
			サラダ油	2
	さつまいも含め煮	炒め煮	茹でぜんまい	50
			糸こんにゃく	20
			にんじん	15
			ごま油	3.5
			だしの素	0.5
			砂糖	2
			酒	3
			しょうゆ	3.5
			きぬさや（冷）	5
	アスパラ浸し	ホワイトアスパラ（缶詰）	ホワイトアスパラ（缶詰）	30
		マヨネーズ	マヨネーズ	10

エネルギー	1,733kcal	炭水化物	303.7g
たんぱく質	38.0g	食塩相当量	5.4g
脂質	36.3g		

❻ 全粥食 ➡ エネルギー・たんぱく質コントロール食

食事基準：エネルギー：1,400kcal　たんぱく質：45g　食塩相当量：6g 未満

	全粥食 料理名	エネルギー・たんぱく質コントロール食 料理名	食品名	数量 (g)
朝食	全粥	米飯	米	70
	みそ汁（白菜・きぬさや）	みそ汁（白菜・きぬさや）（1/2量）	みそ	5
			だしの素	0.3
			白菜	15
			きぬさや	5
	鮭の塩焼き 茹でオクラ添え	鮭の塩焼き 茹でオクラ添え	生さけ	40
			塩	0.2
			オクラ	10
			塩（茹でもの用）	0.1
	ほうれんそう浸し	ほうれんそう浸し	ほうれんそう	50
			塩（茹でもの用）	0.1
			糸がきかつお	0.3
			しょうゆ	2
	焼きのり	焼きのり	焼きのり	1
	パックしょうゆ	パックしょうゆ	パックしょうゆ	3
	牛乳	ヨーグルト	パックヨーグルト	90
昼食	全粥	米飯	米	70
	豚肉オイスター炒め	野菜オイスター炒め	たまねぎ	20
			にんじん	15
			ピーマン	30
			まいたけ	15
			しょうが	2
			にんにく	1
			塩	0.2
			こしょう	0.01
			酒	2
			しょうゆ	2
			ごま油	2
			サラダ油	1.5
			オイスターソース	1.5
	サラダ	サラダ	ブロッコリー	40
			カリフラワー	40
			ホールコーン（缶詰）	10
			フレンチドレッシング	8
	小松菜浸し	小松菜浸し	小松菜	50
			塩（茹でもの用）	0.1
			糸がきかつお	0.3
			しょうゆ	2
	果物	果物	オレンジ（1/6×3切）	65
	乳酸菌飲料			
夕食	全粥	米飯	米	70
	あこう鯛漬け焼き ししとうソテー	あこう鯛漬け焼き ししとうソテー（1/2量）	あこう鯛	35
			しょうゆ	1.5
			みりん	1.5
			ししとう	12
			サラダ油	2
	さつまいも含め煮	炒め煮	茹でぜんまい	50
			糸こんにゃく	20
			にんじん	15
			ごま油	3.5
			だしの素	0.5
			砂糖	2
			酒	3
			しょうゆ	3.5
			きぬさや（冷）	5
	アスパラ浸し	ホワイトアスパラ（缶詰）	ホワイトアスパラ（缶詰）	30
		マヨネーズ	マヨネーズ	10

エネルギー	1,402kcal	食塩相当量	5.1g
たんぱく質	45.0g		

❼ 全粥食 ➡ 脂質コントロール食

食事基準 エネルギー：1,500kcal　脂質：20g
食塩相当量：8g

全粥食	脂質コントロール食		
料理名	料理名	食品名	数量 (g)
全粥	米飯	米	90
みそ汁（白菜・きぬさや）	みそ汁（白菜・きぬさや）	みそ	10
		だしの素	0.5
		白菜	30
		きぬさや	5
鮭の塩焼き	鮭の塩焼き	生さけ	40
茹でオクラ添え	茹でオクラ添え	塩	0.2
		オクラ	10
		塩（茹でもの用）	0.1
ほうれんそう浸し	ほうれんそう浸し	ほうれんそう	50
		塩（茹でもの用）	0.1
		糸がきかつお	0.3
		しょうゆ	2
焼きのり	焼きのり	焼きのり	1
パックしょうゆ	パックしょうゆ	パックしょうゆ	3
牛乳	ヨーグルト	ヨーグルト	78
全粥	米飯	米	90
豚肉オイスター炒め	鶏の薄くず煮	ささ身	60
		たまねぎ	20
		にんじん	20
		だしの素	0.3
		砂糖	3
		しょうゆ	5
		グリンピース（冷）	5
		でんぷん	3
サラダ	サラダ	ブロッコリー	40
	（ノンオイルドレッシング）	カリフラワー	40
		ホールコーン缶	10
		ノンオイルフレンチドレッシング	8
小松菜浸し	小松菜浸し	小松菜	50
		塩（茹でもの用）	0.1
		糸がきかつお	0.3
		しょうゆ	2
果物	果物	オレンジ (1/6 × 3切)	65
乳酸菌飲料	乳酸菌飲料	乳酸菌飲料	125
全粥	米飯	米	90
あこう鯛漬け焼き	赤魚漬け焼き	赤魚	70
ししとうソテー	茹でししとう添え	しょうゆ	3
		みりん	3
		ししとう	12
		塩（茹でもの用）	0.1
さつまいも含め煮	さつまいも含め煮	さつまいも	95
		砂糖	5
		しょうゆ	2
アスパラ浸し	アスパラ浸し	グリーンアスパラ	30
		塩（茹でもの用）	0.1
		だしの素	0.2
		しょうゆ	2

朝食／昼食／夕食

エネルギー	1,529kcal	食塩相当量	5.4g
脂質	9.0g		

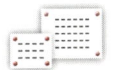 **一覧表で❹～❼の展開を確認**

② 全粥食	❹ エネルギー コントロール食 1,400kcal	❺ たんぱく質 コントロール食 40g	❻ エネルギー・たんぱく質 コントロール食 1,400kcal　45g	❼ 脂質コントロール食 20g
料理名	料理名	料理名	料理名	料理名
朝食 全粥 みそ汁（白菜・きぬさや） 鮭の塩焼き　茹でオクラ添え ほうれんそう浸し 焼きのり　パックしょうゆ 牛乳	米飯 みそ汁（白菜・きぬさや） 鮭の塩焼き　茹でオクラ添え ほうれんそう浸し 焼きのり　パックしょうゆ 牛乳	米飯 みそ汁（白菜・きぬさや）（1/2量） 鮭の塩焼き　茹でオクラ添え ほうれんそう浸し 焼きのり　パックしょうゆ 補食（エネルギー補給クッキー）	米飯 みそ汁（白菜・きぬさや）（1/2量） 鮭の塩焼き　茹でオクラ添え ほうれんそう浸し 焼きのり　パックしょうゆ ヨーグルト	米飯 みそ汁（白菜・きぬさや） 鮭の塩焼き　茹でオクラ添え ほうれんそう浸し 焼きのり　パックしょうゆ ヨーグルト
昼食 全粥 豚肉オイスター炒め サラダ 小松菜浸し 果物 乳酸菌飲料	米飯 豚肉オイスター炒め サラダ（ノンオイルドレッシング） 小松菜浸し 果物 乳酸菌飲料	カレーチャーハン（低たんぱくごはん） サラダ 小松菜浸し 果物（缶詰） 補食（エネルギー補給ゼリー）	米飯 野菜オイスター炒め サラダ 小松菜浸し 果物	米飯 鶏の薄くず煮 サラダ（ノンオイルドレッシング） 小松菜浸し 果物 乳酸菌飲料
夕食 全粥 あこう鯛漬け焼き　ししとうソテー さつまいも含め煮 アスパラ浸し	米飯 あこう鯛漬け焼き　ししとうソテー 炒め煮 アスパラ浸し 果物	低たんぱくごはん あこう鯛漬け焼き　ししとうソテー 炒め煮 ホワイトアスパラ（缶詰）マヨネーズ	米飯 あこう鯛漬け焼き　ししとうソテー（1/2量） 炒め煮 ホワイトアスパラ（缶詰）マヨネーズ	米飯 赤魚漬け焼き　茹でししとう添え さつまいも含め煮 アスパラ浸し

献立展開例 3

※展開は常食を貼り付け，異なる部分（色文字）のみ直す。

❶ 常食（基本）

❷ 常食 ➡ 全粥食

❸ 全粥食 ➡ 五・三分粥食

一覧表で❶～❸の展開を確認

❹ 全粥食 ➡ エネルギーコントロール食
　　（EC食）
　〈糖尿病食品交換表の利用〉

❺ 全粥食 ➡ たんぱく質コントロール食
　　（PC食）

❻ 全粥食 ➡ エネルギー・たんぱく質コ
　　ントロール食（EP食）

❼ 全粥食 ➡ 脂質コントロール食
　　（FC食）

一覧表で❹～❼の展開を確認

❶ 常食（基本）

食事基準 エネルギー：1,850kcal　たんぱく質：70g
脂質：45g　炭水化物：300g　食塩相当量：8g

	料理名	食品名	数量（g）
朝食	米飯（※温蔵）	米	90
	みそ汁（長ねぎ・わかめ）（※温蔵）	みそ	10
		だしの素	0.5
		長ねぎ	20
		わかめ	1
	ツナの和え物（※冷蔵）	ツナ（缶詰）	40
		たまねぎ	20
		きゅうり	15
		塩	0.2
		ノンオイル柚子ドレッシング	8
	なすの浸し（※冷蔵）	なす	40
		しょうが	0.8
		しょうゆ	2
	パック減塩のり佃煮（※冷蔵）	パック減塩のり佃煮	5
	牛乳（※冷蔵）	牛乳	200
昼食	米飯（※温蔵）	米	90
	豚肉焼き肉風炒め（※温蔵）	豚もも肉脂身なし	70
		ピーマン	20
		たまねぎ	60
		サラダ油	2
		焼き肉のたれ	18
	だいこん油揚げ炒め煮（※温蔵）	だいこん	90
		にんじん	20
		油揚げ	5
		サラダ油	2
		ごま油	1
		だしの素	0.5
		みりん	3
		酒	2
		しょうゆ	4
		グリンピース（冷）	5
	甘酢和え（※冷蔵）	キャベツ	30
		にんじん	10
		塩	0.3
		砂糖	4
		酢	7
		白いりごま	1
	果物（※冷蔵）	バナナ（1本）	100
夕食	米飯（※温蔵）	米	90
	たらのムニエルチーズ風味焼きパプリカソテー（※温蔵）	たら	70
		塩	0.3
		こしょう	0.01
		小麦粉	4
		鶏卵（卵黄）	4
		粉チーズ	3
		パセリ（粉）	0.3
		サラダ油	2
		パプリカ（赤）	20
		ピーマン	10
		こしょう	0.01
		サラダ油	2
	じゃがいも含め煮（※温蔵）	じゃがいも	60
		にんじん	20
		たまねぎ	15
		だしの素	0.5
		砂糖	2
		みりん	2
		しょうゆ	4
		きぬさや（冷）	3
	白菜漬け（※冷蔵）	白菜	40
		塩	0.3

エネルギー	1,783kcal	炭水化物	299.5g
たんぱく質	72.3g	食塩相当量	7.7g
脂質	30.1g		

❷ 常食 ➡ 全粥食

| 食事基準 | エネルギー：1,500kcal　たんぱく質：65g　脂質：40g　炭水化物：220g　食塩相当量：8g |

❸ 全粥食 ➡ 五・三分粥食

| 食事基準 | 五分粥 エネルギー：1,300kcal　たんぱく質：60g　脂質：30g　炭水化物：190g　食塩相当量：7g |
| | 三分粥 エネルギー：900kcal　たんぱく質：40g　脂質：30g　炭水化物：140g　食塩相当量：7g |

	常食	全粥食			全粥食	五・三分粥食		
	料理名	料理名	食品名	数量 (g)	料理名	料理名	食品名	数量 (g)
朝食	米飯	全粥	米	60	全粥	五分粥（三分粥）	米（米）	45（25）
	みそ汁（長ねぎ・わかめ）	みそ汁（長ねぎ・わかめ）	みそ / だしの素 / 長ねぎ / わかめ	10 / 0.5 / 20 / 1	みそ汁（長ねぎ・わかめ）	みそスープ（三分粥は1/2量）	みそ / だしの素	10 / 0.5
	ツナの和え物	ツナの和え物	ツナ（缶詰）（ノンオイル） / たまねぎ / きゅうり / 塩 / ノンオイル柚子ドレッシング	40 / 20 / 15 / 0.2 / 8	ツナの和え物	ツナ マヨネーズ	ツナ（缶詰）（ノンオイル） マヨネーズ	40 8
	なすの浸し	なすの浸し	なす / しょうが / しょうゆ	40 / 0.8 / 2	なすの浸し	皮むきなすの煮浸し	なす（皮むき） / だしの素 / みりん / しょうゆ	50 / 0.2 / 2 / 3
	パック減塩のり佃煮	パック減塩のり佃煮	パック減塩のり佃煮	5	パック減塩のり佃煮	パック減塩たいみそ	パック減塩たいみそ	7
	牛乳	牛乳	牛乳	200	牛乳	牛乳	牛乳	200
昼食	米飯	全粥	米	60	全粥	五分粥（三分粥）	米（米）	45（25）
	豚肉焼き肉風炒め	豚肉焼き肉風炒め	豚もも肉脂身なし / ピーマン / たまねぎ / サラダ油 / 焼き肉のたれ	70 / 20 / 60 / 2 / 18	豚肉焼き肉風炒め	鶏肉と豆腐の煮物（三分粥は1/2量）	鶏むね皮なし（コマ切） / 焼き豆腐 / たまねぎ / にんじん / だしの素 / 砂糖 / 酒 / しょうゆ	50 / 50 / 30 / 15 / 0.5 / 2 / 3 / 4
	だいこん油揚げ炒め煮	だいこん油揚げ炒め煮	だいこん / にんじん / 油揚げ / サラダ油 / ごま油 / だしの素 / みりん / 酒 / しょうゆ / グリンピース（冷）	90 / 20 / 5 / 2 / 1 / 0.5 / 3 / 2 / 4 / 5	だいこん油揚げ炒め煮	ふろふきだいこん（三分粥は1/2量）	だいこん / だしの素 / 砂糖 / みりん / 酒 / みそ	85 / 0.1 / 3 / 2 / 3 / 6
	甘酢和え	甘酢和え	キャベツ / にんじん / 塩 / 砂糖 / 酢 / 白いりごま	30 / 10 / 0.3 / 4 / 7 / 1	甘酢和え	キャベツにんじん煮浸し	キャベツ / にんじん / だしの素 / みりん / しょうゆ	45 / 8 / 0.2 / 2 / 3
	果物	果物	バナナ（1本）	100	果物	果物（缶詰）	黄桃（缶詰）	50
夕食	米飯	全粥	米	60	全粥	五分粥（三分粥）	米（米）	45（25）
	たらのムニエルチーズ風味焼きパプリカソテー	たらのムニエルチーズ風味焼きパプリカソテー	たら / 塩 / こしょう / 小麦粉 / 鶏卵（卵黄） / 粉チーズ / パセリ（粉） / サラダ油 / パプリカ（赤） / ピーマン / こしょう / サラダ油	70 / 0.3 / 0.01 / 4 / 4 / 3 / 0.3 / 2 / 20 / 10 / 0.01 / 2	たらのムニエルチーズ風味焼きパプリカソテー	たらの酒蒸しだいこんおろしだし割りしょうゆかけ（三分粥は1/2量）	たら / 酒 / 塩 / だいこん（おろし） / だしの素 / しょうゆ	70 / 5 / 0.4 / 30 / 0.5 / 3.5
	じゃがいも含め煮	じゃがいも含め煮	じゃがいも / にんじん / たまねぎ / だしの素 / 砂糖 / みりん / しょうゆ / きぬさや（冷）	60 / 20 / 15 / 0.5 / 2 / 2 / 4 / 3	じゃがいも含め煮	じゃがいも含め煮（三分粥は1/2量）	じゃがいも / にんじん / たまねぎ / だしの素 / 砂糖 / みりん / しょうゆ / きぬさや（冷）	60 / 20 / 15 / 0.5 / 2 / 2 / 4 / 3
	白菜漬け	白菜漬け	白菜 / 塩	40 / 0.3	白菜漬け	白菜煮浸し	白菜 / だしの素 / みりん / しょうゆ	50 / 0.2 / 2 / 3
						果物（缶詰）	りんご（缶詰）	80

エネルギー	1,465kcal	炭水化物	231.2g
たんぱく質	66.9g	食塩相当量	7.7g
脂質	29.2g		

五分粥食	エネルギー	1,253kcal	三分粥食	エネルギー	858kcal
	たんぱく質	60.7g		たんぱく質	40.5g
	脂質	21.7g		脂質	18.5g
	炭水化物	195.9g		炭水化物	126.9g
	食塩相当量	6.9g		食塩相当量	5.4g

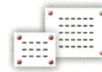 **一覧表で❶〜❸の展開を確認**

	① 常　食	② 全粥食	③ 五分粥食	③ 三分粥食
	料理名	料理名	料理名	料理名
朝食	米飯 みそ汁（長ねぎ・わかめ） ツナの和え物 なすの浸し パック減塩のり佃煮 牛乳	全粥 みそ汁（長ねぎ・わかめ） ツナの和え物 なすの浸し パック減塩のり佃煮 牛乳	五分粥 みそスープ ツナ 　マヨネーズ 皮むきなすの煮浸し パック減塩たいみそ 牛乳	三分粥 みそスープ（1/2量） ツナ 　マヨネーズ 皮むきなすの煮浸し パック減塩たいみそ 牛乳
昼食	米飯 豚肉焼き肉風炒め だいこん油揚げ炒め煮 甘酢和え 果物	全粥 豚肉焼き肉風炒め だいこん油揚げ炒め煮 甘酢和え 果物	五分粥 鶏肉と豆腐の煮物 ふろふきだいこん キャベツにんじん煮浸し 果物（缶詰）	三分粥 鶏肉と豆腐の煮物（1/2量） ふろふきだいこん（1/2量） キャベツにんじん煮浸し 果物（缶詰）
夕食	米飯 たらのムニエルチーズ風味 　焼き 　パプリカソテー じゃがいも含め煮 白菜漬け	全粥 たらのムニエルチーズ風味 　焼き 　パプリカソテー じゃがいも含め煮 白菜漬け	五分粥 たらの酒蒸し 　だいこんおろしだし割り 　しょうゆかけ じゃがいも含め煮 白菜煮浸し 果物（缶詰）	三分粥 たらの酒蒸し（1/2量） 　だいこんおろしだし割り 　しょうゆかけ じゃがいも含め煮（1/2量） 白菜煮浸し 果物（缶詰）

❹ 全粥食 ➡ エネルギーコントロール食

食事基準	エネルギー：1,400kcal　たんぱく質：65g 脂質：40g　炭水化物：204g　食塩相当量：8g

糖尿病食品交換表で計算すると，食品成分表で計算した結果と異なる（下記参照）が，コンピュータ管理の場合は，栄養価計算を食品成分表で行う方が精度管理は向上する。しかし，糖尿病食品交換表単位配分を考慮して献立を立案し，各栄養素配分の均等化を図る必要がある。

	全粥食 料理名	エネルギーコントロール食 料理名	食品名	数量(g)	表1	表2	表3	表4	表5	表6	調味料
朝食	全粥	米飯	米	67	2.7						
	みそ汁（長ねぎ・わかめ）	みそ汁（長ねぎ・わかめ）	みそ	10							0.3
			だしの素	0.5							
			長ねぎ	20						○	
			わかめ	1						○	
	ツナの和え物	ツナの和え物	ノンオイルツナ（缶詰）	40			0.5				
			たまねぎ	20						○	
			きゅうり	15						○	
			塩	0.2							
			ノンオイル柚子ドレッシング	8							
	なすの浸し	なすの浸し	なす	40						○	
			しょうが	0.8						○	
			しょうゆ	2							
	パック減塩のり佃煮	パック減塩のり佃煮	パック減塩のり佃煮	5							
	牛乳	牛乳	牛乳	200				1.7			
昼食	全粥	米飯	米	67	2.7						
	豚肉焼き肉風炒め	鶏肉と豆腐の煮物	鶏むね皮なし（コマ切）	50			0.6				
			焼き豆腐	50			0.3				
			たまねぎ	30						○	
			にんじん	15						○	
			だしの素	0.5							
			砂糖	2							0.1
			酒	3							
			しょうゆ	4							
	だいこん油揚げ炒め煮	ふろふきだいこん	だいこん	85						○	
			だしの素	0.1							
			砂糖	3							0.2
			みりん	2							0.1
			酒	3							
			みそ	6							0.2
	甘酢和え	甘酢和え	キャベツ	30						○	
			にんじん	10						○	
			塩	0.3							
			砂糖	4							0.2
			酢	7							
			白いりごま	1					0.1		
	果物	果物（1/2量）	バナナ（1/2本）	50		0.5					
夕食	全粥	米飯	米	67	2.7						
	たらのムニエルチーズ風味焼き パプリカソテー	たらの酒蒸し だいこんおろしだし割りしょうゆかけ	たら	70			0.7				
			酒	5							
			塩	0.4							
			ほんしめじ	15						○	
			だいこん（おろし）	30						○	
			ねぎ	3						○	
			だしの素	0.5							
			しょうゆ	3.5							
	じゃがいも含め煮	酢の物	錦糸卵（冷）	10			0.5	0.1			
			もやし	40						○	
			きゅうり	30						○	
			塩	0.5							
			酢	6							
			砂糖	2							0.1
			ごま油	1					0.1		
	白菜漬け	白菜漬け	白菜	40						○	
			塩	0.3							
		果物	りんご（1/6×3切）	80		0.5					
					8.1	1.0	2.6	1.7	0.3	1.3	1.2
							合計　16.2				

（中央矢印）糖尿病食品交換表で計算

エネルギー	1,431kcal	炭水化物	229.9g
たんぱく質	63.7g	食塩相当量	7.6g
脂質	25.9g		

❺ 全粥食 ➡ たんぱく質コントロール食

食事基準	エネルギー：1,700kcal　たんぱく質：40g 食塩相当量：6g 未満

	全粥食		たんぱく質コントロール食		
	料理名	料理名	食品名	数量 (g)
朝食	全粥	米飯	米	90
	みそ汁（長ねぎ・わかめ）	みそ汁（長ねぎ・わかめ）（1/2量）	みそ	5
			だしの素	0.3
			長ねぎ	10
			わかめ	0.5
	ツナの和え物	ツナの和え物　マヨネーズ	ツナ(缶詰)(ノンオイル)	40
			たまねぎ	20
			きゅうり	15
			塩	0.2
			マヨネーズ	8
	なすの浸し	なすの浸し	なす	40
			しょうが	0.8
			しょうゆ	2
	パック減塩のり佃煮	パック減塩のり佃煮	パック減塩のり佃煮	5
	牛乳	エネルギー補給クッキー（2枚）	エネルギー補給クッキー	14
昼食	全粥	低たんぱくごはん	低たんぱくごはん	200
	豚肉焼き肉風炒め	豚肉焼き肉風炒め	豚もも肉脂身なし	70
			ピーマン	20
			たまねぎ	60
			サラダ油	2
			焼き肉のたれ	18
	だいこん油揚げ炒め煮	ふろふきだいこん	だいこん	85
			だしの素	0.1
			砂糖	3
			みりん	2
			酒	3
			みそ	6
	甘酢和え	甘酢和え	キャベツ	30
			にんじん	10
			塩	0.3
			砂糖	4
			酢	7
			白いりごま	1
	果物	果物（缶詰）	黄桃（缶詰）	50
夕食	全粥	低たんぱくごはん	低たんぱくごはん	200
	たらのムニエルチーズ風味焼き パプリカソテー	天ぷら3種盛り合わせ　減塩しょうゆ	しめじ	20
			たまねぎ	40
			にんじん	20
			低たんぱく小麦粉	6
			卵	4
			油	8
			減塩しょうゆ	3
	じゃがいも含め煮	酢の物（卵なし）	もやし	40
			きゅうり	30
			塩	0.5
			酢	6
			砂糖	2
			ごま油	1
	白菜漬け	白菜漬け	白菜	40
			塩	0.3
		果物（缶詰）	りんご（缶詰）	80

エネルギー	1,741kcal	炭水化物	325.3g
たんぱく質	40.0g	食塩相当量	4.9g
脂質	27.2g		

❻ 全粥食 ➡ エネルギー・たんぱく質コントロール食

食事基準	エネルギー：1,400kcal　たんぱく質：45g 食塩相当量：6g 未満

	全粥食		エネルギー・たんぱく質コントロール食		
	料理名	料理名	食品名	数量 (g)
朝食	全粥	米飯	米	70
	みそ汁（長ねぎ・わかめ）	みそ汁（長ねぎ・わかめ）（1/2量）	みそ	5
			だしの素	0.3
			長ねぎ	10
			わかめ	0.5
	ツナの和え物	ツナの和え物　マヨネーズ	ツナ(缶詰)(ノンオイル)	40
			たまねぎ	20
			きゅうり	15
			塩	0.2
			マヨネーズ	8
	なすの浸し	なすの浸し	なす	40
			しょうが	0.8
			しょうゆ	2
	パック減塩のり佃煮	パック減塩のり佃煮	パック減塩のり佃煮	5
	牛乳	ヨーグルト	ヨーグルト	78
昼食	全粥	米飯	米	70
	豚肉焼き肉風炒め	豚肉焼き肉風炒め	豚もも肉脂身なし	70
			ピーマン	20
			たまねぎ	60
			サラダ油	2
			焼き肉のたれ	18
	だいこん油揚げ炒め煮	ふろふきだいこん	だいこん	85
			だしの素	0.1
			砂糖	3
			みりん	2
			酒	3
			みそ	6
	甘酢和え	甘酢和え	キャベツ	30
			にんじん	10
			塩	0.3
			砂糖	4
			酢	7
			白いりごま	1
	果物	果物（1/2量）	バナナ（1/2本）	50
夕食	全粥	米飯	米	70
	たらのムニエルチーズ風味焼き パプリカソテー	天ぷら3種盛り合わせ　減塩しょうゆ	しめじ	20
			たまねぎ	40
			にんじん	20
			低たんぱく小麦粉	6
			卵	4
			油	8
			減塩しょうゆ	3
	じゃがいも含め煮	酢の物（卵なし）	もやし	40
			きゅうり	30
			塩	0.5
			酢	6
			砂糖	2
			ごま油	1
	白菜漬け	白菜漬け	白菜	40
			塩	0.3
		果物	りんご（1/6×3切）	80

エネルギー	1,407kcal	炭水化物	242.7g
たんぱく質	45.0g	食塩相当量	4.9g
脂質	26.8g		

❼ 全粥食 ➡ 脂質コントロール食

食事
基準　エネルギー：1,500kcal　脂質：20g
食塩相当量：8g

	全粥食	脂質コントロール食		
	料理名	料理名	食品名	数量 (g)
朝食	全粥	米飯	米	90
	みそ汁（長ねぎ・わかめ）	みそ汁（長ねぎ・わかめ）	みそ	10
			だしの素	0.5
			長ねぎ	20
			わかめ	1
	ツナの和え物	ツナの和え物	ツナ(缶詰)(ノンオイル)	40
			たまねぎ	20
			きゅうり	15
			塩	0.2
			ノンオイル柚子ドレッシング	8
	なすの浸し	なすの浸し	なす	40
			しょうが	0.8
			しょうゆ	2
	パック減塩のり佃煮	パック減塩のり佃煮	パック減塩のり佃煮	5
	牛乳	ヨーグルト	ヨーグルト	78
昼食	全粥	米飯	米	90
	豚肉焼き肉風炒め	鶏肉と豆腐の煮物	鶏むね皮なし (コマ切)	50
			焼き豆腐	50
			たまねぎ	30
			にんじん	15
			だしの素	0.5
			砂糖	2
			酒	3
			しょうゆ	4
	だいこん油揚げ炒め煮	ふろふきだいこん	だいこん	85
			だしの素	0.1
			砂糖	3
			みりん	2
			酒	3
			みそ	6
	甘酢和え	甘酢和え	キャベツ	30
			にんじん	10
			塩	0.3
			砂糖	4
			酢	7
	果物	果物	バナナ（1本）	100
夕食	全粥	米飯	米	90
	たらのムニエルチーズ風味焼きパプリカソテー	たらの酒蒸しだいこんおろしだし割りしょうゆかけ	たら	70
			酒	5
			塩	0.4
			ほんしめじ	15
			だいこん（おろし）	30
			ねぎ	3
			だしの素	0.5
			しょうゆ	3.5
	じゃがいも含め煮	じゃがいも含め煮	じゃがいも	60
			にんじん	20
			たまねぎ	15
			だしの素	0.5
			砂糖	2
			みりん	2
			しょうゆ	4
			きぬさや（冷）	3
	白菜漬け	白菜漬け	白菜	40
			塩	0.3

エネルギー	1,535kcal	食塩相当量	6.8g
脂質	9.7g		

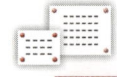 **一覧表で❹〜❼の展開を確認**

② 全粥食	❹ エネルギー コントロール食 1,400kcal	❺ たんぱく質 コントロール食 40g	❻ エネルギー・たんぱく質 コントロール食 1,400kcal　45g	❼ 脂質コントロール食 20g
料理名	料理名	料理名	料理名	料理名
朝食 全粥 みそ汁（長ねぎ・わかめ） ツナの和え物 なすの浸し パック減塩のり佃煮 牛乳	米飯 みそ汁（長ねぎ・わかめ） ツナの和え物 なすの浸し パック減塩のり佃煮 牛乳	米飯 みそ汁（長ねぎ・わかめ）（1/2量） ツナの和え物 マヨネーズ なすの浸し パック減塩のり佃煮 補食（エネルギー補給クッキー）	米飯 みそ汁（長ねぎ・わかめ）（1/2量） ツナの和え物 マヨネーズ なすの浸し パック減塩のり佃煮 ヨーグルト	米飯 みそ汁（長ねぎ・わかめ） ツナの和え物 なすの浸し パック減塩のり佃煮 ヨーグルト
昼食 全粥 豚肉焼き肉風炒め だいこん油揚げ炒め煮 甘酢和え 果物	米飯 鶏肉と豆腐の煮物 ふろふきだいこん 甘酢和え 果物（1/2量）	低たんぱくごはん 豚肉焼き肉風炒め ふろふきだいこん 甘酢和え 果物（缶詰）	米飯 豚肉焼き肉風炒め ふろふきだいこん 甘酢和え 果物（1/2量）	米飯 鶏肉と豆腐の煮物 ふろふきだいこん 甘酢和え 果物
夕食 全粥 たらのムニエルチーズ風味焼き パプリカソテー じゃがいも含め煮 白菜漬け	米飯 たらの酒蒸し 　だいこんおろしだし 　割りしょうゆかけ 酢の物 白菜漬け	低たんぱくごはん 天ぷら3種盛り合わせ 減塩しょうゆ 酢の物（卵なし） 白菜漬け 果物（缶詰）	米飯 天ぷら3種盛り合わせ 減塩しょうゆ 酢の物（卵なし） 白菜漬け 果物	米飯 たらの酒蒸し 　だいこんおろしだし 　割りしょうゆかけ じゃがいも含め煮 白菜漬け

　次のページから献立を例に，実際に献立作成及び展開を行う（自主学習）。

　はじめは練習のため，主食は展開が容易な米飯で練習するとよい（主食がパン，麺類になると展開や精度管理が煩雑となる）。

演習

❶ 常食（基本）

食事基準	エネルギー：1,850kcal　たんぱく質：70g 脂質：45g　炭水化物：300g　食塩相当量：8g

❷ 常食 ➡ 全粥食

食事基準	エネルギー：1,500kcal　たんぱく質：65g 脂質：40g　炭水化物：220g　食塩相当量：8g

	常　食			常　食	全粥食		
	料理名	食品名	数量 (g)	料理名	料理名	食品名	数量 (g)
朝食	米飯	米	90	米飯			
	みそ汁（ほうれんそう・えのきたけ）	みそ	10	みそ汁（ほうれんそう・えのきたけ）			
		だしの素	0.5				
		ほうれんそう	30				
		えのきたけ	20				
	あじ一夜干し 　レモン添え	あじの一夜干し	40	あじ一夜干し 　レモン添え			
		サラダ油	1				
		レモン	4				
	小松菜浸し	小松菜	50	小松菜浸し			
		塩（茹でもの用）	0.1				
		しょうゆ	5				
	焼きのり 　パックしょうゆ	焼きのり	1	焼きのり 　パックしょうゆ			
		パックしょうゆ	5				
	牛乳	牛乳	200	牛乳			
昼食	米飯	米	90	米飯			
	さわら照り焼き 　焼きねぎ添え	さわら	70	さわら照り焼き 　焼きねぎ添え			
		酒	2				
		みりん	3				
		しょうゆ	4.5				
		サラダ油	1				
		ねぎ（15g×2）	30				
		塩	0.1				
		サラダ油	2				
	切干しだいこん炒め煮	切干しだいこん	15	切干しだいこん炒め煮			
		にんじん	10				
		干ししいたけ	2				
		サラダ油	3				
		だしの素	0.5				
		砂糖	2				
		しょうゆ	3				
	なす塩もみ	なす	40	なす塩もみ			
		しそ	0.2				
		塩	0.3				
		しょうゆ	1				
夕食	米飯	米	90	米飯			
	鶏肉のゆかり焼き 　ししとうソテー	鶏もも皮なし	80	鶏肉のゆかり焼き 　ししとうソテー			
		しょうゆ	4				
		酒	2				
		ごま油	0.5				
		ゆかり粉	0.5				
		サラダ油	3				
		ししとう（6g×2本）	12				
		サラダ油	2				
		塩	0.1				
	和風サラダ	レタス	40	和風サラダ			
		きゅうり	35				
		にんじん	10				
		和風ドレッシング	10				
	かぼちゃ含め煮	かぼちゃ	60	かぼちゃ含め煮			
		だしの素	0.5				
		砂糖	4				
		しょうゆ	1.5				
	果物	パイン（生）	60	果物			

エネルギー	1,820kcal	炭水化物	285.0g
たんぱく質	71.5g	食塩相当量	7.3g
脂質	38.4g		

エネルギー	kcal	炭水化物	g
たんぱく質	g	食塩相当量	g
脂質	g		

❸ 全粥食 ➡ 五分粥食

食事基準 エネルギー：1,300kcal　たんぱく質：60g
脂質：30g　炭水化物：190g　食塩相当量：7g

全粥食	五分粥食		
料理名	料理名	食品名	数量 (g)

朝食／昼食／夕食

エネルギー	kcal	炭水化物	g
たんぱく質	g	食塩相当量	g
脂質	g		

❸ 全粥食 ➡ 三分粥食

食事基準 エネルギー：900kcal　たんぱく質：40g
脂質：30g　炭水化物：140g　食塩相当量：7g

全粥食	三分粥食		
料理名	料理名	食品名	数量 (g)

エネルギー	kcal	炭水化物	g
たんぱく質	g	食塩相当量	g
脂質	g		

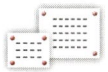 **一覧表で❶～❸の展開を確認**

①常　食	②全粥食	③五分粥食	③三分粥食
料理名	料理名	料理名	料理名
朝食 米飯 みそ汁（ほうれんそう・えのきたけ） あじ一夜干し 　レモン添え 小松菜浸し 焼きのり 　パックしょうゆ 牛乳			
昼食 米飯 さわら照り焼き 　焼きねぎ添え 切干しだいこん炒め煮 なす塩もみ			
夕食 米飯 鶏肉のゆかり焼き 　ししとうソテー 和風サラダ かぼちゃ含め煮 果物			

❹ 全粥食 ➡ エネルギーコントロール食

食事基準 エネルギー：1,400kcal　たんぱく質：65g
脂質：40g　炭水化物：204g　食塩相当量：8g 未満

	全粥食	エネルギーコントロール食		
	料理名	料理名	食品名	数量 (g)
朝食				
昼食				
夕食				

糖尿病食品交換表で計算

表1	表2	表3	表4	表5	表6	調味料
合計						

エネルギー ………… kcal　炭水化物 ………… g
たんぱく質 ………… g　食塩相当量 ………… g
脂質 ………… g

❺ 全粥食 ➡ たんぱく質コントロール食

食事基準：エネルギー：1,700kcal　たんぱく質：40g　食塩相当量：6g 未満

全粥食	たんぱく質コントロール食		
料理名	料理名	食品名	数量 (g)
朝食			
昼食			
夕食			

エネルギー　　kcal　　炭水化物　　g
たんぱく質　　g　　食塩相当量　　g
脂質　　g

❻ 全粥食 ➡ エネルギー・たんぱく質コントロール食

食事基準：エネルギー：1,400kcal　たんぱく質：45g　食塩相当量：6g 未満

全粥食	エネルギー・たんぱく質コントロール食		
料理名	料理名	食品名	数量 (g)
朝食			
昼食			
夕食			

エネルギー　　kcal　　炭水化物　　g
たんぱく質　　g　　食塩相当量　　g
脂質　　g

❼ 全粥食 ➡ 脂質コントロール食

食事基準	エネルギー：1,500kcal　脂質：20g 食塩相当量：8g 未満

全粥食	脂質コントロール食		
料理名	料理名	食品名	数量 (g)
朝食			
昼食			
夕食			

エネルギー	kcal	炭水化物	g
たんぱく質	g	食塩相当量	g
脂質	g		

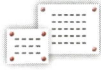 一覧表で❹〜❼の展開を確認

❷ 全粥食	❹ エネルギー コントロール食 1,400kcal	❺ たんぱく質 コントロール食 40g	❻ エネルギー・たんぱく質 コントロール食 1,400kcal　45g	❼ 脂質コントロール食 20g
料理名	料理名	料理名	料理名	料理名

朝食				
昼食				
夕食				

　「展開」の一例を示し，それをもとに練習するよう述べてきたが，これらの「展開」は各施設の実情に合わせ病院の現場で日常的に用いられている献立作成上の手法である。残念ながら，「展開」における一定の方程式のようなものはなく，給食経営管理論と臨床栄養学，調理学等に各施設の現場の状況を加味して取得する「手技」のような要素が強い業務である。

　入院患者の治療の一環として食事が深い関係にある病気の種類は多く，その内容は，制限が重複するものから全く別のものまで多岐に渡る。基本的な献立についてはサイクル化されているものの，アレルギーや個別対応，服薬に係る特定成分の禁止，形態調整，化学療法等による副作用への対応，さらに嗜好や宗教など，さまざまな条件の食事に対応する能力が求められる。

　さらに，突然の入院により献立の調整が急に発生し，喫食数も入院日数も予定どおりにはならないため，柔軟かつ臨機応変に対応しているのが現状である。

　また，学生は施設の状況を把握しておらず，献立作成とその展開は臨地実習の際に初めて現状を見て把握することが多いため，「展開は最も難しく苦手である」と思いがちである。

　そこで，ここまで述べた方法を一つの足がかりにして，パターンを練習するとイメージがしやすい。

　患者へ，疾病に応じた食べ方を指導するのは病院の管理栄養士の業務であるため，はじめに述べたとおり，指導する立場の管理栄養士がこれらの献立作成ができないと，傷病者への食による治療貢献は期待できない。

　病院における献立作成能力，展開という応用力はすぐに誰にでもできるものではないが，続けることで習得が可能である。

　常に，食べる立場の患者側に立ち，臨床と献立作成の能力を養い，治療貢献できるよう努力が必要である。

索引

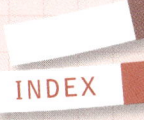

第2版　実践臨床栄養学実習
-栄養食事療法と献立の展開-

平成28(2016)年 1月 4日	初 版 第 1 刷 発 行
令和 2 (2020)年 3月 10日	第 2 版 第 1 刷 発 行

編 著 者	長 浜 幸 子
	西 村 一 弘
	宮 本 佳 世 子
発 行 者	栗 田 　 茂
発 行 所	第 一 出 版 株 式 会 社
	〒102-0073　東京都千代田区九段北2-3-1 増田ビル1階 電話 (03) 5226-0999　FAX (03) 5226-0906
組 版	ア ー ト 工 房
印 刷	三 　 秀 　 舎
製 本	松 島 製 本

※ 著者の了解により検印は省略
定価は表紙に表示してあります。乱丁・落丁本は、お取替えいたします。

ISBN978-4-8041-1413-2　C1077

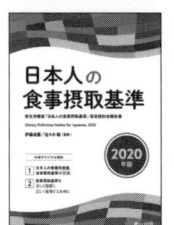
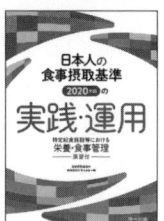
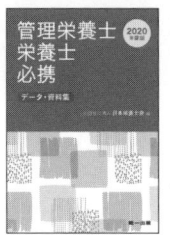
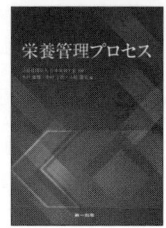
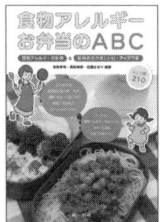
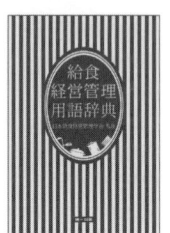